Navkesh Singh
Pardeep Mahajan
Prashant Monga

# Hipersensibilidade dentinária

Navkesh Singh
Pardeep Mahajan
Prashant Monga

# Hipersensibilidade dentinária

ScienciaScripts

**Imprint**
Any brand names and product names mentioned in this book are subject to trademark, brand or patent protection and are trademarks or registered trademarks of their respective holders. The use of brand names, product names, common names, trade names, product descriptions etc. even without a particular marking in this work is in no way to be construed to mean that such names may be regarded as unrestricted in respect of trademark and brand protection legislation and could thus be used by anyone.

Cover image: www.ingimage.com

This book is a translation from the original published under ISBN 978-3-659-86425-4.

Publisher:
Sciencia Scripts
is a trademark of
Dodo Books Indian Ocean Ltd. and OmniScriptum S.R.L publishing group

120 High Road, East Finchley, London, N2 9ED, United Kingdom
Str. Armeneasca 28/1, office 1, Chisinau MD-2012, Republic of Moldova, Europe
Managing Directors: Ieva Konstantinova, Victoria Ursu
info@omniscriptum.com

Printed at: see last page
**ISBN: 978-620-8-52616-0**

# ÍNDICE

# Capítulo 1: Introdução

A hipersensibilidade dentinária foi definida como uma dor curta e aguda que surge da dentina exposta em resposta a estímulos tipicamente térmicos, evaporativos, tácteis, osmóticos ou químicos que não podem ser descritos como qualquer outra forma de patologia dentária[105].

Apesar de a hipersensibilidade dentinária não ser uma ameaça à vida nem um problema dentário grave, pode ser uma sensação particularmente desconfortável e desagradável para os doentes e pode ditar os tipos de alimentos e bebidas que um doente pode ingerir. Os dentes que causam estes sintomas raramente são considerados tão gravemente afectados como os afectados por cáries, problemas endodônticos ou doença periodontal, no entanto, a condição é suficientemente preocupante para justificar uma gestão adequada e apropriada[44].

Embora a hipersensibilidade dentinária possa afetar o doente de qualquer idade, os doentes mais afectados encontram-se no grupo etário dos 20-50 anos, com um pico entre os 30 e os 40 anos de idade, seguido de um declínio nos anos 50[157]. A razão para esta diminuição da hipersensibilidade dentinária após a quinta década pode estar relacionada com as alterações que ocorrem no complexo dentino-pulpar com o aumento da idade, nomeadamente a esclerose dentinária e a deposição de dentina secundária ou terciária [147].

Existe uma maior incidência de hipersensibilidade dentinária nas mulheres do que nos homens. Este facto pode dever-se a uma maior sensibilização para a higiene oral nas mulheres e também à diferença de dieta entre homens e mulheres. Relativamente ao tipo de dentes envolvidos, os caninos e os pré-molares de ambas as arcadas são os dentes mais afectados. A face vestibular da área cervical é o local mais frequentemente afetado [95].

Microscopicamente, os factores que determinam a hipersensibilidade nos pacientes incluem o número, o diâmetro e o tamanho dos túbulos dentinários abertos. Em dentes sensíveis, o número de túbulos por unidade de área é cerca de oito vezes maior do que o número encontrado em dentes não sensíveis, e o diâmetro tubular é duas vezes maior[110].

A identificação e o tratamento dos factores causais da hipersensibilidade dentinária é uma fase frequentemente negligenciada da gestão clínica da hipersensibilidade dentinária. A condição pode mesmo ser impedida de ocorrer ou de se repetir através da remoção dos factores etiológicos. Os factores etiológicos incluem uma escovagem incorrecta dos dentes, uma higiene oral deficiente, contactos prematuros, recessão gengival devido à terapia periodontal ou a razões fisiológicas e ácidos não bacterianos exógenos/endógenos.

O tratamento da hipersensibilidade da dentina visa não só restaurar a impermeabilidade original dos túbulos, ocluindo-os, mas também controlar os elementos neurais no interior da polpa para amortecer os efeitos estimuladores externos.

Existem dois modos de controlo que incluem a obliteração parcial ou total dos túbulos dentinários ou a alteração da atividade sensorial pulpar, ou ambos. Podem ser identificados diferentes mecanismos para modificar a superfície ou os túbulos dentinários por meios químicos, mecânicos e/ou físicos, por exemplo, precipitação de proteínas, obstrução dos túbulos dentinários, selagem ou aplicações de laser.

Tradicionalmente, a terapia para o tratamento da hipersensibilidade dentinária tinha como principal objetivo a oclusão dos túbulos dentinários ou a realização de coagulados no interior dos túbulos. Os doentes eram frequentemente medicados com agentes dessensibilizantes de venda livre. Estes agentes dessensibilizantes "caseiros" incluíam pastas dentífricas, elixires e gomas de mascar.

A maioria das pastas dentífricas contém sais de potássio (nitrato de potássio, cloreto de potássio ou citrato de potássio), fluoreto de sódio, cloreto de estrôncio, citrato de sódio dibásico, formaldeído, monofluorfosfato de sódio e fluoreto estanoso.

Para proporcionar um alívio imediato dos sintomas de hipersensibilidade dentinária, também se efectua a dessensibilização. Os agentes dessensibilizantes normalmente utilizados incluem fluoretos, oxalatos, materiais adesivos, bioglass, cimento Portland, etc. Os fluoretos diminuem a permeabilidade dentinária através da precipitação de cristais de fluoreto de cálcio no interior dos túbulos dentinários. As várias formulações de fluoreto são o fluoreto de sódio, o fluoreto estanoso, o monofluorofosfato de sódio, os fluorossilicatos e o fluoreto combinado com a iontoforese. Os oxalatos reagem com os iões de cálcio da dentina e formam cristais de oxalato de cálcio no interior dos túbulos dentinários, bem como na superfície da dentina. Isto resulta num melhor selamento em comparação com uma camada de esfregaço intacta. Outra forma de selar eficazmente os túbulos dentinários é através da formação de uma camada híbrida. Os agentes de ligação mais recentes modificam a smear layer e incorporam-na na camada híbrida. As formulações de biovidro promovem a infiltração e a remineralização dos túbulos dentinários. O componente básico, que é a sílica, actua como um local de nucleação para a precipitação de cálcio e fosfato. Recentemente, os lasers estão também a ser utilizados no tratamento eficaz da hipersensibilidade dentinária. Foi proposto que os lasers coagulam as proteínas no interior dos túbulos dentinários e bloqueiam o movimento do fluido.

A hipersensibilidade dentinária envolve uma associação complexa de factores etiológicos. O tratamento é difícil e variado. A hipersensibilidade dentinária é um problema dentário relativamente comum e significativo que pode ser gerido com sucesso através de uma grande variedade de procedimentos, agentes e formulações aplicados localmente, quer "no consultório" quer "em casa". Os sistemas adesivos são um dos tratamentos clínicos mais eficazes e espera-se que os lasers desempenhem um papel importante no tratamento da hipersensibilidade dentinária. No que respeita aos produtos desenvolvidos para auto-aplicação em casa, o nitrato de potássio, o fluoreto estanoso, o fluoreto de sódio, o monofluorofosfato de sódio e o cloreto de estrôncio foram todos extensivamente estudados e demonstraram ser não só seguros de utilizar, mas também benéficos para os indivíduos que sofrem de hipersensibilidade dentinária. Mas ainda estão a decorrer estudos para encontrar o agente ideal para proporcionar um alívio permanente ao doente da hipersensibilidade dentinária. Esta dissertação de biblioteca é uma tentativa humilde de trazer à luz os vários factores etiológicos para melhor compreender a patogénese da condição. Incluirá também o mecanismo de indução e transmissão da dor e as várias modalidades de tratamento utilizadas no passado e no presente para tratar esta condição.

## DEFINIÇÃO

A sensibilidade dentinária ou sensibilidade dentinária cervical pode ser definida como a dor que surge da dentina exposta, tipicamente em resposta a estímulos químicos, térmicos, tácteis ou osmóticos que não podem ser explicados como resultantes de outra forma de defeito ou patologia dentária (Addy 1983).

Em 1994, foi reunido um comité de pessoas interessadas do meio académico e da indústria para considerar e preparar diretrizes para a conceção e realização de ensaios clínicos sobre a sensibilidade da dentina. Foi publicado um relatório de consenso (Holland et al 1997) no qual o comité adoptou uma definição de sensibilidade dentinária. A definição foi uma pequena modificação da definição sugerida anteriormente e é amplamente aceite atualmente.

Segundo eles - **"A sensibilidade dentinária é caracterizada por uma dor curta e aguda que surge da dentina exposta em resposta a estímulos tipicamente térmicos, evaporativos, tácteis, osmóticos ou químicos e que não pode ser atribuída a qualquer outra forma de defeito ou patologia dentária".**[3]

**É importante notar que a definição tem duas partes :-**

O primeiro é um descritor clínico da apresentação mais comum da doença. No entanto, pode haver uma dor persistente e surda por vezes associada aos dentes afectados. Dachi, em 1965, afirmou que, nestes casos, podem estar presentes alterações pulpares - possivelmente irreversíveis - e as opções de tratamento são, por conseguinte, diferentes. Assim, esta condição não é uma verdadeira sensibilidade dentinária.

A segunda parte da definição é importante porque encoraja a consideração de um diagnóstico diferencial. Existem muitas outras condições em que a dentina está exposta e em que ocorre uma sensibilidade idêntica à experimentada com a sensibilidade da dentina, tais condições incluem dentes lascados ou fracturados, cáries, fugas marginais de restaurações, cúspides fissuradas de dentes e até sulcos palatogengivais. A maior parte do tratamento destas condições relacionadas é completamente diferente do da hipersensibilidade dentinária. Além disso, a patologia dentária dupla ou múltipla pode coexistir na dentição, o que sugere que o processo de eliminação envolvendo um exame clínico e radiográfico cuidadoso deve diagnosticar a sensibilidade dentinária.

Para que a condição de sensibilidade dentinária ocorra, tem de haver exposição da dentina e a sensibilidade tem de ser induzida pelos túbulos dentinários, que estão abertos na superfície da dentina e patentes à polpa vital. Quando estes dois processos, que estão inter-relacionados, ocorrem na ausência de outras condições patológicas do dente, então e só então a condição pode ser designada como "uma verdadeira sensibilidade dentinária"[3].

Outros termos para descrever a sensibilidade dentinária foram criados substituindo a palavra dentina, acrescentando descritores de local, como cervical ou raiz, e combinando-os com hipersensibilidade ou sensibilidade. Esta prática resultou num número significativo de permutações para descrever a aparentemente mesma condição.

# Capítulo 2: História

É certo que os dentes do homem doem há muitos milhares de anos. As experiências relacionadas com as causas da dor da hipersensibilidade dentinária e os métodos para aliviar ou prevenir a dor não são fenómenos recentes.

Para compreender melhor o trabalho passado de vários investigadores que estudaram as causas e o tratamento da hipersensibilidade dentinária, é importante considerar alguns pressupostos básicos que são listados e resumidos abaixo para uma melhor compreensão da perspetiva histórica:

1. A dor da dentina hipersensível surge quando a superfície da dentina é exposta por erosão, abrasão ou recessão gengival.

2. Os túbulos dentinários atravessam a estrutura da dentina desde a junção dentina-esmalte até à polpa dentária.

3. Os túbulos dentinários contêm um fluido protoplasmático que pode ser provocado para se mover em direção à polpa dentária ou para se afastar dela.

4. Muitos tipos de estímulos externos, incluindo o frio, o calor, os ácidos, a pressão, os produtos químicos e as soluções osmóticas elevadas podem provocar o movimento do fluido nos túbulos dentinários e induzir dor nos nervos pulpares.

5. A prevenção ou o alívio da dor provocada pela hipersensibilidade dentinária pode ser conseguida:

a. Ocluindo fisicamente ou selando a extremidade exterior dos túbulos dentinários.

b. Coagulação do protoplasma tubular por tratamento químico

c. Fornecer um ião químico que possa reagir e precipitar um dos componentes do fluido protoplasmático e criar um tampão tubular.

d. Bloqueio ou selagem da extremidade pulpar dos túbulos dentinários, normalmente estimulando a formação de dentina secundária

e. Fornecendo um agente que permeia através dos túbulos dentinários e suprime o disparo nos nervos da polpa dentária.

Todas as terapias passadas e actuais para o alívio da dor da hipersensibilidade dentinária funcionam através de um dos mecanismos acima mencionados.

**Os primeiros anos - de a.C· ao século XX**

Há provas consideráveis de que a dor nos dentes era tratada pelos chineses há cerca de 2000 anos ou mais pela aplicação de "xiao-shi", que se crê ser niter ou nitrato de potássio.

**Weinberger**[161] faz referência à "lenda do verme dos dentes" babilónica de há cerca de 3000 anos , que persiste em algumas partes do mundo ainda hoje para descrever a dor de dentes. Refere que o papiro egípcio Ebers, escrito e reeditado entre cerca de 3700 a.C. e 1550 a.C., descreve a gengivite, a dor associada à erosão dentária e a dor de dentes.

No século III a.C., o Papiro Médico Egípcio recomendava uma mistura de vitríolo vermelho e amarelo e alúmen para "dentes que sofrem". Plinus Secundus, nascido em 23 d.C., sugeria o uso de cinzas de pulmão de ratos, fígados secos de lagartos e lavagem com sal para os dentes.

**A partir** de 1728, Pierre Fauchard, em França, publicou as suas muitas contribuições para aquilo que hoje consideramos como o início da teoria e prática dentária moderna. Guerini[73] refere que Hipócrates (460 a 355) foi talvez o primeiro a recomendar o uso regular de um dentífrico à base de carbonato de cal ou giz e de um colutório à base de vinagre.

A primeira observação científica que pode ser associada a uma melhor compreensão fisiológica da hipersensibilidade dentinária foi feita por Leeuwenhoek, que pouco depois da sua invenção do microscópio descreveu "canais dentários na dentina".

Numa publicação inicial, **Blandy**[25] afirmou que "A aplicação de calor e frio nos dentes de algumas pessoas produz dor severa, e o mesmo pode ser dito dos ácidos; enquanto que noutras, é acompanhada de pouca ou nenhuma sensação desagradável". Concluiu que "os nervos discretos na dentina são os verdadeiros meios através dos quais as impressões externas são transmitidas".

Em 1885, **J. D. White**[162] fez uma apresentação numa reunião da Associação de Cirurgiões Dentistas da Pensilvânia, publicada no ano seguinte no American Journal of Dental Science. Referiu-se à teoria da "concussão", avançada pelo Dr.

Goddard de Filadélfia, que propôs que a dor dentária era causada pelo movimento do fluido nos túbulos dentinários.

É de salientar que os médicos dentistas do século XIX que se preocuparam com o problema da sensibilidade dentinária se depararam com o problema com mais força durante a escavação de cáries nos dentes, persistindo por longos períodos após a conclusão do procedimento operatório.

**Harriman**, de Boston, publicou um relatório em 1872 intitulado "is the Dentine Tubular" (a dentina é tubular) e respondeu enfaticamente que sim, afastando uma série de detractores que tinham questionado este aspeto fisiológico da estrutura dentária.

Numa edição de 1900 da revista britânica Dental Science, apareceu um relatório publicado por **Alfred Gysi**[74], no qual ele afirmava inequivocamente que "os canalículos dentários são desprovidos de substâncias nervosas", mas que no limite interno da dentina em torno do odontoblasto existe uma "rede abundante de fibras nervosas mais finas". Ele propôs que o movimento do fluido nos canalículos dentários em qualquer direção resulta na sensação de dor nos nervos entrelaçados com os odontoblastos. A "tração" ou movimento do fluido para fora da polpa pode ser induzida por "sal, açúcar, álcool, etc." porque estes "atraem avidamente para si o conteúdo aquoso dos canalículos dentários".

A maioria dos textos modernos atribui agora a Gysi o avanço da teoria do movimento do fluido dentinário como causa da dor, mas na realidade ele foi antecipado por outros cerca de 50 anos.

Um texto original de **Chaplin A. Harris**, intitulado A Dictionary of Medical Terminology, Dental Surgery and the collateral Sciences, foi revisto e aumentado numa quarta edição em 1878 por Ferdinand J Gorgas do Baltimore College of Dental Surgery[77]. As descrições fisiológicas e as ilustrações da dentina e dos túbulos dentinários são semelhantes às dos textos atualmente utilizados. Sob o título "dentina sensível" aparece a definição: "Condição dolorosa de um dente, atribuída por alguns à perturbação das fibrilas moles que irradiam da polpa para os túbulos do dente, ou à condução do choque do instrumento para a polpa; por outros é atribuída a uma ação química local e a uma condição patológica dos sistemas gerais.

**A primeira metade do século XX**

A terceira edição (1913) do texto de **Herman Prinz**[140], Dental Medica and Therapeutics, refere que o arsénico já não é utilizado para reduzir a hipersensibilidade porque "invariavelmente danifica ou destrói gravemente a polpa dentária".

O livro de texto, Dental Pathology and therapeutics, de **Henry Burchard**, reescrito por Otto E Ingles, foi publicado na sua quinta edição em 1915. A secção sobre "Hipersensibilidade da Dentina" afirma que "a exposição da dentina a agentes externos é tão frequentemente seguida por um aumento da sensibilidade, que a condição requer uma descrição em si mesma.

É de notar que, nesta altura (1915), o reconhecimento da eficácia dos sais de potássio parece prever as descobertas posteriores que sugerem o nitrato e o cloreto de potássio como agentes eficazes.

**Louis Grossman**[72], numa publicação em 1935, fez um resumo das causas da dentina hipersensível e dos métodos usados para a tratar. A sua descrição e definição são as seguintes: "A hipersensibilidade na dentina descreve uma resposta invulgarmente sensível ou dolorosa da dentina exposta a uma irritação. Esta afirmação inclui a dentina exposta por cárie, atrito, abrasão ou erosão, por falha do esmalte em encontrar o cemento e por atrofia acentuada do processo alveolar, expondo tanto a dentina como o cemento. Ele aponta para a "explicação de Gysi" de que, como o fluido nos túbulos é incompressível, um estímulo induz um movimento ondulatório transmitido à polpa.

Grossman enumerou os requisitos de uma terapia ideal:

1. Não deve irritar indevidamente nem pôr em perigo a integridade da polpa.
2. Deve ser relativamente indolor aquando da aplicação ou pouco tempo depois.
3. Deve ser de fácil aplicação.
4. A ação deve ser rápida.
5. Deve ser permanentemente eficaz.
6. Não deve descolorir a estrutura dentária.

Afirmou que ainda não foi encontrada uma solução que satisfaça todos estes requisitos (o que continua a ser válido atualmente).

Em 1941, **Lukomsky**[106] defendeu um novo agente, o fluoreto de sódio, como obtundente dessensibilizante. No entanto, não apresentou qualquer fundamentação do seu mecanismo e forneceu poucos dados para justificar a sua eficácia.

**A segunda metade do século XX**

Em 1956, apareceu um relatório de **Pawlowska**[139] na literatura dentária polaca que afirmava que o cloreto de estrôncio "se combinava com os biocolóides dos dentes" e exercia assim um efeito favorável na hipersensibilidade. Com base no relatório de Pawlowska, o produto pasta de dentes Sensodyne foi formulado com cloreto de estrôncio hexa-hidratado. A pasta de dentes emoform foi introduzida na Suíça pela Dr. Wild Co. algures no final dos anos 40. A sua composição era Formaldeído 1,4%, Carbonato de cálcio 14%, Carbonato de magnésio 15% e uma mistura de "sal mineralizante" de bicarbonato de sódio, cloreto de sódio, sulfato de potássio e sulfato de sódio.

Foi introduzido como pasta de dentes Thermodent nos EUA em meados de 1950. Este produto dominou o mercado de terapia caseira para dentífricos dessensibilizantes até cerca do final dos anos 60, quando as suas vendas foram ultrapassadas pelas da Sensodyne. Fitzgerald(37) relatou que o termodent foi eficaz em 70% dos 92 pacientes avaliados e Abel[1] relatou resultados semelhantes em 74 pacientes.

**Naylor**[127] , em 1961, relatou o desenvolvimento de um "estimulador dentário termoelétrico", um dispositivo capaz de variar a temperatura das superfícies dentárias. Este foi um dos primeiros esforços para quantificar os vários estímulos capazes de provocar reacções de hipersensibilidade.

Em 1962, num grande simpósio em Londres sobre "Sensory Mechanisms in Dentin", **Brannstrom**[33] resumiu a "terapia hidrodinâmica" da excitação da dor dentinária, ou seja, que a dor é induzida na polpa pelo movimento do fluido tubular em resposta a estímulos aplicados externamente.

**Blitzer**[34], num estudo em dupla ocultação, controlado por placebo, relatou que, durante o curso do tratamento periodontal, 75% dos seus pacientes mostraram um alívio completo após 30 dias de utilização de Sensodyne, em comparação com 23,5% de alívio para os pacientes que utilizaram um placebo.

Uchida e colegas relataram

que, após 7 semanas de tratamento, um grupo de dentríficos de $SrCl_2.6H_2O$ a 10% demonstrou uma redução de 75,5% na hipersensibilidade em doentes pós-cirurgia periodontal, enquanto um grupo de controlo teve apenas uma redução de 34,2%, o que constitui uma diferença significativa.

**Johnson** e colaboradores[90] estudaram os efeitos de uma pasta de dentes com cloreto de estrôncio e de uma pasta de dentes com flúor aplicada com uma escova de dentes ionizada. Os autores concluíram que o alívio equivalente da sensibilidade térmica foi proporcionado por ambos os regimes de tratamento durante 12 semanas de utilização.

**Wei e Lainson[160]** realizaram um estudo clínico duplamente cego em grupos contendo 30 a 32 indivíduos cada, que utilizaram uma pasta de dentes com cloreto de estrôncio, um gel plurónico ou um controlo durante um período de 6 semanas. O estudo não demonstrou uma diferença estatística clara entre o Sensodyne e o placebo no alívio da sensibilidade da superfície dentária.

**Smith e Ash[149]** tinham referido anteriormente que um dentrífrico de cloreto de estrôncio a 10% não era mais eficaz do que um placebo no controlo da sensibilidade a uma sonda fria ou a uma força tátil controlada num pequeno grupo de indivíduos.

Everret e colegas (36) resumiram em 1966 as terapias que eram populares para o tratamento da hipersensibilidade dentinária. Entre as terapias identificadas como úteis estavam:

1. Pasta contendo 2 % de formaldeído num veículo de carbonato de cálcio, carbonato de magnésio, bicarbonato de sódio e sabão em pó.

2. Um elixir bucal com formaldeído.

3. Fluoretos sob diversas formas e respectivos veículos, aplicados isoladamente ou por tratamento sequencial com hidróxido de cálcio.

4. Cloreto de estrôncio

5. 28% de nitrato de prata amoniacal

6. Impregnação com cloreto de zinco e ferrocianeto de potássio (solução de Gottleieb) iontoforese com fluoreto

7. Corticosteróides

Em 1974, **Hodosh**[82] propôs um dessensibilizador superior, o nitrato de potássio. Trabalhos posteriores de **Kim**[94] sugeriram que a parte ativa pode ser constituída por iões de potássio.

O nitrato de potássio foi incorporado numa concentração de 5% em dentífricos comerciais, destinados ao controlo da sensibilidade dentinária quando utilizados em casa.

Outro tipo de dentífrico para a terapia caseira da sensibilidade foi introduzido no início da década de 1970. Baseado na mistura de citrato de sódio e Pluronic (um agente ativo de superfície), foi o tema de um relatório publicado por Zinner, Duany e Lutz (101).

**David H. Pashley** e outros, da Faculdade de Medicina da Geórgia, reconheceram a importância do movimento dos fluidos nos túbulos dentinários e descreveram um procedimento para a medição quantitativa da condutância hidráulica na dentina através da utilização de um dispositivo de câmara dividida de plástico contendo um disco de dentina.

**Brannstrom** também proporcionou uma melhor compreensão do mecanismo das causas da sensibilidade dentinária e dos métodos utilizados para a terapia. Ao longo de mais de duas décadas de investigação, (11-18) demonstrou o movimento do fluido nos túbulos dentinários, os efeitos de vários estímulos na provocação desse movimento e a eficácia de uma série de tratamentos no controlo do efeito.

**Berman**[24] fez uma revisão das várias abordagens físicas e químicas que têm sido usadas para tratar a sensibilidade da dentina. Propôs o termo Dentinalgia para diferenciar a sensibilidade da pulpalgia (pulpite). A teoria do controlo da porta e a teoria hidrodinâmica foram propostas como os mecanismos mais prováveis.

**Klienberg**[98] em (1986) resumiu as diferentes abordagens que têm sido usadas para tratar a dentina hipersensível:

1. Remineralização por depósitos de saliva de complexos de fosfato de cálcio nos túbulos dentinários.

2. Formação de dentina secundária, que pode ocorrer naturalmente ou pode ser estimulada pelo polimento diário

3. O hidróxido de cálcio facilita a deposição de fosfato de cálcio a partir do fluido dentinário e da saliva.

4. O oxalato de potássio forma oxalato de cálcio nos túbulos dentinários.

5. O fluoreto de sódio promove a deposição de fluoroapatite menos solúvel.

6. O nitrato de prata precipita as proteínas nos túbulos dentinários.

7. O cloreto de estrôncio forma hidroxiapatite de estrôncio e fosfato de estrôncio nos túbulos

dentinários.

8. As resinas selam as extremidades exteriores dos túbulos dentinários

9. O nitrato de potássio parece ser eficaz.

10. Os dentrifícios podem fornecer um dos ingredientes activos acima referidos ou funcionar através da oclusão dos orifícios tubulares.

Atualmente, parece haver uma série de terapias eficazes, embora se admita que nenhuma cumpre todos os requisitos hipotéticos propostos por Grossman há mais de 70 anos.

# Capítulo 3 : Vias de dor

A dor é definida como uma experiência sensorial e emocional desagradável associada a um dano tecidular real ou potencial ou descrita em termos de tal dano [107]. Para entender as vias pelas quais a dor orofacial ocorre, é preciso primeiro obter uma compreensão básica das estruturas envolvidas na sua transmissão para os centros cerebrais superiores.

As estruturas da região orofacial podem ser divididas em duas grandes categorias:

1. Somático e
2. Estruturas neurais.

As estruturas somáticas são as que constituem os diferentes tecidos e órgãos não neurais. As estruturas somáticas podem ainda ser divididas anatomicamente em estruturas superficiais e profundas. As estruturas superficiais incluem a pele, a mucosa e a gengiva. A dor que surge nestas estruturas superficiais é normalmente bem localizada. As estruturas profundas incluem os tecidos músculo-esqueléticos e viscerais. A dor proveniente destas estruturas profundas é normalmente mal localizada e difusa.

**Estruturas neurais**

As estruturas neurais envolvidas na perceção da dor incluem a regulação aferente (em direção ao cérebro) e eferente (afastada do cérebro) das estruturas somáticas. A transmissão de impulsos nervosos das estruturas orofaciais para o cérebro é efectuada através do sistema nervoso periférico, enquanto que a modulação e a interpretação desses impulsos para o que sentimos como dor ocorrem no sistema nervoso central. A dor pode surgir apenas do tecido nervoso central ou periférico, mas a dor heterotópica, que está frequentemente envolvida na dor de dentes não odontogénica, provavelmente requer modulação central para ocorrer.

**Sistema Nervoso Periférico**

A dor surge como resultado de danos nos tecidos, ou do potencial de danos nos tecidos, e é transmitida através de fibras nervosas terminais conhecidas como fibras nervosas aferentes primárias. Duas classes principais de fibras nervosas aferentes primárias nociceptivas (ou sensíveis à dor) podem detetar estímulos nocivos potencialmente prejudiciais: as fibras A-delta e C. Ambos os tipos de fibras têm uma ampla distribuição na pele, na mucosa oral e na polpa dentária. Além disso, existem classes separadas de fibras nervosas que estão envolvidas na deteção de estímulos não nocivos, como a vibração e a propriocepção. Essas fibras podem ser encontradas no ligamento periodontal, na pele e na mucosa oral e incluem as fibras A-beta.

**Neurónios aferentes primários**

A deteção e a codificação de estímulos nocivos para a região orofacial são realizadas principalmente pelo nervo trigémeo, ou quinto nervo craniano. A maioria dos corpos celulares das fibras sensoriais do trigémeo encontra-se em o gânglio trigeminal localizado no pavimento da fossa craniana média. Os axónios periféricos do gânglio trigeminal dividem-se em três divisões - oftálmica (V1), maxilar (V2) e mandibular (V3) - que inervam a maior parte da mucosa oral, a articulação temporo-mandibular, os dois terços anteriores da língua, a dura-máter das fossas cranianas anterior e média, a polpa dentária, a gengiva e a membrana periodontal.

No sistema nervoso periférico, estes neurónios ou nervos são designados por fibras aferentes primárias (ou seja, sensoriais). As fibras aferentes primárias podem ser divididas em fibras A-beta, que transmitem informações de toque leve ou proprioceptivas, e fibras A-delta e C, que codificam a dor. O dente é densamente inervado por fibras nervosas aferentes, que se acredita transmitirem principalmente dor em resposta a estímulos térmicos, mecânicos ou químicos. A grande maioria dos nervos dentários são fibras C que inervam a polpa central, e a maior parte delas termina sob os odontoblastos[36].

*Fibras A-beta*

Os neurónios mielinizados de condução rápida que respondem ao toque ligeiro são chamados fibras A-beta. A ativação das fibras A-beta é normalmente interpretada como uma estimulação mecânica não dolorosa [156] ou "pré-dor". Foi demonstrado que as fibras A-beta sofrem alterações fenotípicas que lhes permitem codificar estímulos dolorosos em condições inflamatórias.

*Fibras A-delta*

As fibras A-delta são ligeiramente mielinizadas, têm uma velocidade de condução mais rápida do que as fibras C e acredita-se que transmitam uma sensação de pontada ou picada. As fibras A-delta respondem principalmente a estímulos mecânicos nocivos e não a estímulos químicos ou térmicos. Outras fibras A-delta podem ser polimodais (respondendo a estímulos mecânicos, químicos e térmicos)[20] ou responder apenas a estímulos nocivos frios/mecânicos [100] ou quentes/mecânicos [57].

Na polpa dentária, as fibras A-delta atravessam a camada odontoblástica e terminam nos túbulos dentinários [39]. Devido à sua localização e à sua sensibilidade à estimulação mecânica, acredita-se que as fibras A-delta respondem a estímulos que resultam em movimento de fluido dentro dos túbulos dentinários (por exemplo, estímulos osmóticos, de sondagem mecânica ou térmicos aplicados à superfície externa do dente) [27]. Consistente com o mecanismo hipotético da dor dentária é o facto de os estímulos que causam o movimento do fluido dentinário resultarem numa dor aguda associada à ativação da fibra A-delta [126]. Quando os estímulos nocivos intensos activam as fibras A-delta, a entrada para o sistema nervoso central consiste em potenciais de ação de alta frequência.

*C Fibras*

As fibras C não são mielinizadas, têm uma velocidade de condução mais lenta e estão associadas a uma sensação de embotamento, dor ou ardor. A maioria das fibras C é polimodal, respondendo a estímulos mecânicos, térmicos e químicos. Devido à diferença nas velocidades de condução, acredita-se que as fibras A-delta transmitem uma dor precoce e aguda, enquanto as fibras C transmitem uma dor tardia e monótona. Os estímulos nocivos que excedem o limiar de receção destes terminais aferentes primários nociceptivos resultam em potenciais de ação que viajam centralmente, sinalizando danos nos tecidos. No tecido pulpar, as fibras C localizadas mais centralmente respondem a estímulos térmicos, mecânicos e químicos, e acredita-se que sejam sensibilizadas pela inflamação [57]. Todas as estruturas viscerais são inervadas principalmente por fibras aferentes que conduzem informações nociceptivas, como as transportadas pelas fibras A-delta e C

**Sistema Nervoso Central**

As fibras aferentes primárias são responsáveis pela transdução e transmissão da informação sensorial para os centros cerebrais superiores e fazem-no através da sinapse em neurónios localizados no núcleo do trigémeo, que abrange o mesencéfalo e a medula espinal cervical. Este ponto marca o início do sistema nervoso central e é o ponto em que começa o processamento da informação sobre a dor.

Tal como existem diferentes tipos de neurónios sensoriais na periferia, no núcleo do trigémeo também existem diferentes tipos de neurónios que recebem a informação nociceptiva da periferia. Os neurónios ascendentes localizados no núcleo do trigémeo são conhecidos coletivamente como *neurónios de segunda ordem* ou *neurónios de projeção* e podem ser subdivididos em três grupos distintos de neurónios com base no tipo de informação que recebem: (1) mecanorreceptores de baixo limiar, (2) neurónios nociceptivos específicos e (3) neurónios de grande amplitude dinâmica.

O local central primário de terminação das fibras nociceptivas é o subnucleuscaudalis localizado na região mais caudal do núcleo trigeminal[57], que anatomicamente e funcionalmente se assemelha ao corno dorsal da medula espinal e tem sido referido como o corno dorsal medular [70]. Quatro componentes principais do processamento nociceptivo estão localizados no corno dorsal do subnucleuscaudalis: terminais centrais de aferentes, neurónios do circuito local (interneurónios), neurónios de projeção e neurónios descendentes [76]. Dentro do subnucleuscaudalis, as fibras A-delta e C terminam principalmente nas lâminas externas (I e IIa) e na lâmina V. Os neurónios do circuito local são compostos por células das ilhotas (que se pensa serem inibitórias) e células estreladas (que se pensa serem excitatórias) [56]. Combinados, os neurónios do circuito local podem modular a transmissão nociceptiva das aferências primárias para os neurónios de projeção.

O quarto componente do corno dorsal são as terminações terminais dos neurónios descendentes. Os neurónios descendentes têm origem no núcleo magno da rafe (NRM), nos núcleos reticulares medulares e no locus ceruleus (LC). Os neurónios descendentes do tronco cerebral libertam serotonina (a partir do NRM) e/ou norepinefrina (a partir do LC), que podem inibir a atividade dos neurónios de projeção diretamente ou através da ativação de interneurónios opióides locais. Estes neurónios são responsáveis pela atenuação endógena da dor; o bloqueio da sua atividade resulta num aumento da transmissão da dor e na redução dos limiares de dor.

**Neurónios de segunda ordem**

Os neurónios de projeção têm axónios que atravessam a medula contralateral para ascenderem no trato trigeminotalâmico e se projectarem para os núcleos ventral posterior medial e intralaminar do tálamo, onde neurónios adicionais se projectam para o córtex. Os neurónios de projeção envolvidos na transmissão de estímulos dolorosos podem ser divididos em duas classes: neurónios de largo alcance dinâmico e neurónios nociceptivos específicos. Os neurónios de grande amplitude dinâmica recebem estímulos dos mecanorreceptores, termorreceptores e nociceptores, enquanto os neurónios nociceptivos específicos são excitados apenas pelos nociceptores. Estes dois tipos de neurónios de projeção podem ser responsáveis pela sinalização da gravidade e da localização da dor, respetivamente [102].

Múltiplos neurónios aferentes primários podem fazer sinapse numa única projeção (i.e., convergência). Isso ocorre em grau muito maior nos tecidos profundos do que nos tecidos cutâneos. Foi demonstrado que as fibras aferentes primárias de origem não trigeminal, como as derivadas dos gânglios vagais, glossofaríngeos, faciais e espinais cervicais, convergem e fazem sinapse em neurónios de projeção trigeminal localizados até ao nível caudal C4 da coluna vertebral [87]. Este fenómeno de convergência pode resultar no achado clínico de dor que irradia para além de uma área de lesão tecidular. A convergência também pode explicar por que a dor parece estar associada a um local diferente da área lesada. Curiosamente, quando os neurónios de projeção recebem estímulos de estruturas superficiais e profundas, os estímulos mais superficiais geralmente predominam [75]. Assim, a dor com origem em estruturas profundas seria tipicamente referida a áreas superficiais (por exemplo, a dor com origem nos músculos da mandíbula seria tipicamente referida à face e não a estruturas mais profundas).

**Sistema nervoso autónomo**

Toda a inervação simpática da região orofacial é fornecida pelos gânglios estrelados, que se situam bilateralmente ao nível da sétima vértebra cervical. Em condições normais, a estimulação simpática não tem qualquer influência na função sensorial. No entanto, as fibras simpáticas aferentes numa área de trauma podem envolver-se na resposta à dor e podem também desempenhar um papel nos estados de dor crónica. Especificamente, as fibras C na área de lesão parcial do nervo podem tornar-se reactivas à estimulação nervosa simpática. A modulação da nocicepção pelo sistema nervoso simpático foi demonstrada de tal forma que a libertação de neurotransmissores da dor pode ser alterada na presença de agonistas simpáticos e pelo bloqueio do sistema nervoso simpático, utilizando antagonistas [75].

**Sensibilização periférica**

Após o insulto tecidular, ocorre uma reação inflamatória que frequentemente produz dor. A gravidade da dor que se segue está relacionada com várias condições da lesão, tais como o tipo, a extensão e a localização; a inervação do tecido; e a fase da inflamação. No sistema nociceptivo, a lesão tecidular pode manifestar-se por um aumento da reatividade e/ou uma redução dos limiares a um estímulo nocivo, designada por hiperalgesia. A hiperalgesia pode ser parcialmente explicada pela sensibilização dos nociceptores (hiperalgesia primária) e por mecanismos do sistema nervoso central (hiperalgesia secundária).

Na ausência de danos nos tecidos, a ativação das fibras C ou A-delta produz uma dor transitória. Acredita-se que essa dor sirva como um alerta fisiológico. Quando há lesão tecidular, as fibras aferentes podem ser activadas por estímulos de menor intensidade do que o habitual, e a qualidade da dor pode ser mais persistente e intensa. Este fenómeno deve-se, em parte, à sensibilização dos nociceptores, incluindo um aumento da atividade espontânea. No local da lesão tecidular existe uma série de mediadores inflamatórios que podem sensibilizar direta ou indiretamente os nociceptores aferentes primários. Estes mediadores inflamatórios podem ser libertados pelas células dos tecidos locais, pelas células imunitárias circulantes e residentes, pelas células musculares lisas da vasculatura e do endotélio e pelas células do sistema nervoso periférico.

**Sensibilização central**

Após lesão de tecidos periféricos

Há uma barragem aferente de fibras C resultante de inflamação do tecido periférico, diminuição dos limiares aferentes e disparo espontâneo de fibras aferentes. Quando um neurónio de segunda ordem recebe uma barragem prolongada de estímulos nociceptivos, o neurónio de segunda ordem também pode ficar sensibilizado. Isto resulta num fenómeno designado por sensibilização central [26]. O resultado da sensibilização central é um processamento melhorado (ou seja, amplificação) dos impulsos neurais que estão a ser transmitidos aos centros cerebrais superiores. Dois efeitos da sensibilização central são a hiperalgesia secundária e a dor referida.

A hiperalgesia secundária é uma resposta aumentada à estimulação dolorosa no local da dor, resultante de alterações do sistema nervoso central. Isto contrasta com a hiperalgesia primária, que é um limiar de dor reduzido resultante da sensibilização dos neurónios periféricos. A hiperalgesia secundária pode ser sentida em estruturas superficiais (p. ex., gengiva ou pele) ou profundas (p. ex., músculos ou dentes).

O mecanismo exato de transmissão da dor e a própria via aferente-eferente não são completamente compreendidos e estão, portanto, sujeitos a postulação. Três das muitas teorias que tentam explicar o mecanismo de transmissão da dor são a teoria da especificidade, a teoria do padrão e a teoria do controlo da porta. A teoria da especificidade (avançada por von Frey em 1894) afirma que diferentes fibras sensoriais medeiam diferentes modalidades sensoriais, como a dor, o calor, o frio, o tato e a pressão. Os receptores da dor são específicos e são, na sua maioria, terminações nervosas livres não mielinizadas. Quando estimuladas, estas fibras transmitem impulsos ao longo de vias específicas. A teoria dos padrões propõe que a dor é gerada por receptores não específicos. Assume que todas as terminações das fibras nervosas são iguais e que o padrão para a dor é produzido por uma estimulação mais intensa do que para as outras sensações. A soma dos impulsos de dor produz um padrão que o cérebro recebe e reconhece.

As teorias da via específica da dor e dos padrões foram postas em causa pelas provas de Melzack e Wall, que introduziram a teoria do controlo da porta da transmissão da dor. O mecanismo real é objeto de controvérsia.

De acordo com a teoria do controlo do portão, dois dos factores que regulam a transmissão da dor são os seguintes

1. Um mecanismo de bloqueio localizado numa área específica da substância cinzenta na medula espinal é chamado substantiagelatinosa. Este mecanismo de bloqueio recebe impulsos dolorosos (sensoriais ou aferentes) dos nervos periféricos e permite a sua passagem para o cérebro, abrindo o portão, ou impede a sua passagem, fechando o portão. O facto de o portão se abrir ou fechar depende de

- A velocidade do impulso
- A interação entre estímulos dolorosos nocivos transmitidos ao longo de fibras de menor diâmetro
- Os estímulos de tato e pressão que são transmitidos ao longo das fibras de maior diâmetro.

2. O controlo central descendente a partir de mecanismos cerebrais intrínsecos modula o mecanismo de gating. Este controlo resulta de estímulos emocionais, motivacionais, psíquicos, periféricos e visuais, bem como de experiências anteriores.

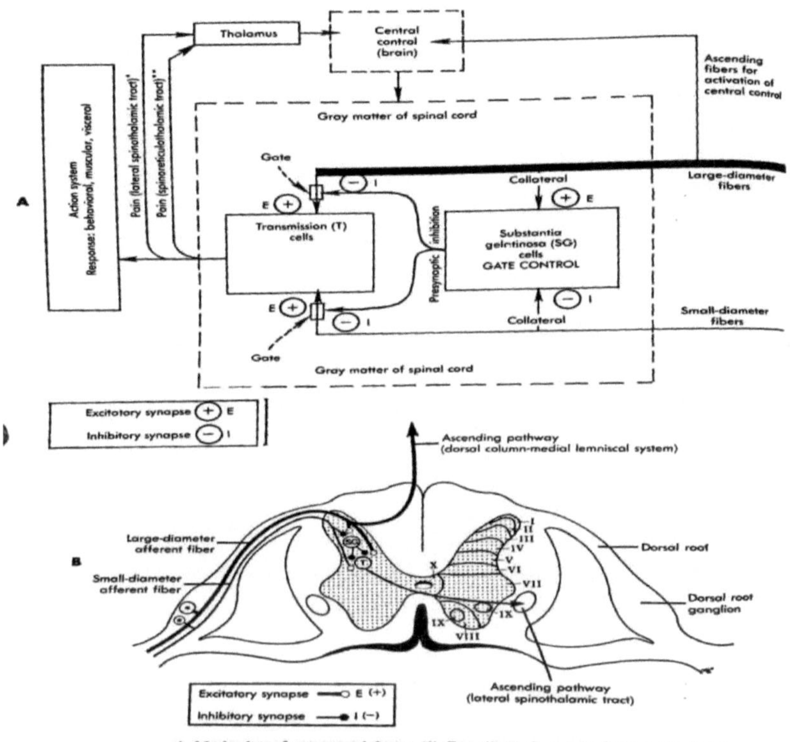


**A**, Mechanism of gate control theory. (*), Fast, direct, sharp pain; (**), slow, indirect, dull pain. **B**, Components of gate control mechanism are transposed onto a sketch of spinal cord cross section. Roman numerals indicate the laminae of Rexed. *SG*, Substantia gelatinosa cells; *II*, substantia gelatinosa; *T*, transmission cells. (Courtesy Geraldine Gaik, Ph.D., Loyola University, School of Dentistry, Maywood, Ill.)

**Anatomia básica do sistema de controlo de portões.**

A massa cinzenta da medula espinal está organizada em 10 lâminas (camadas ou segmentos) designadas por lâminas de rexed. As camadas I a X rodeiam o canal central da medula espinal e as camadas VII a IX constituem o resto da massa cinzenta. A camada II é designada por substantiagelatinosa devido ao seu aspeto físico de gelatina.

A maior parte dos neurónios confinados à substância-gelatinosa são pequenos neurónios com processos curtos, designados por células da substância-gelatinosa ou células SG. Na matéria cinzenta da medula espinal, adjacentes à substância gelatinosa, encontram-se os corpos celulares dos neurónios, designados por células de transmissão ou células T. Estas são maiores do que as células SG e têm dendritos curtos que entram na substantiagelatinosa para fazer sinapse com os corpos celulares ou processos celulares das SG. O axónio da célula T é longo e envia ramos para a área lateral da substância branca na área contralateral da medula espinal. A ele juntam-se outros axónios de células T de diferentes níveis da medula espinal. Coletivamente, estes axónios ascendem por duas vias: a via espinotalâmica lateral e a via espinoreticulotalâmica. Estas fibras seguem depois para as áreas subcorticais do cérebro, onde terminam nos núcleos ventral posterior e talâmico. Um núcleo é um grupo de corpos de células nervosas localizado no cérebro e na medula espinhal.

**Como funciona o portão :**

1. Os axónios dos neurónios aferentes de grande diâmetro (A-α, A-β, A-γ) entram na medula espinal através da raiz dorsal. O ramo principal do axónio de grande diâmetro entra no corno dorsal, fazendo sinapse com as células T. Um ramo colateral da mesma fibra entra na substância gelatinosa e termina nas células SG.

2. Os axónios dos neurónios aferentes de pequeno diâmetro também entram no corno dorsal da medula espinal para fazer sinapse com as células T. Também enviam um colateral para a substância gelatinosa para terminar nas células SG. Enviam também uma colateral para a substância gelatinosa para terminar nas células SG.

3. As células SG enviam ramos para fazer sinapse com fibras axonais que entram no pool de células T. Os ramos das células SG não contactam diretamente com as células T, mas sim com a área terminal dos axónios A e C. A única atividade que as células SG podem realizar é enviar impulsos inibitórios para as células T, impedindo-as de disparar um impulso.

4. As fibras de grande diâmetro só podem excitar as células SG, que por sua vez enviam impulsos inibitórios para as células T. Uma vez que as células T são incapazes de transmitir um impulso, o portão está fechado para o principal.

5. As mensagens dos ramos das fibras A-α e C mais pequenas só podem inibir as células SG, impedindo-as de enviar impulsos inibitórios para as células T. Esta ação abre a porta da dor. Esta ação abre a porta para a dor.

6. Uma vez que as células T não estão a receber impulsos inibitórios das células SG, estão livres para enviar uma resposta dolorosa quando activadas pelas fibras C ou A-α mais pequenas.

7. Assim, as fibras mais pequenas, A-α e C, abrem o portão para a dor inibindo as células SG; as fibras maiores A-α. A-β, A-γ fecham o portão excitando as células SG. Estímulos como o toque, a pressão, a vibração e a fricção enviam impulsos através das fibras grandes, que fecham o portão quando a dor está presente devido à atividade das fibras pequenas.

8. Os axónios de grande diâmetro podem também enviar um ramo colateral ascendente para o controlo central, os centros superiores do cérebro. Como resultado, os sinais do cérebro, através de trajectos descendentes, podem influenciar o controlo do portão.

9. Postula-se que o mecanismo de controlo da porta pode ser ainda modulado por mecanismos cerebrais intrínsecos e através de estímulos emocionais, motivacionais, periféricos, psíquicos e visuais, bem como por experiências aprendidas no passado. A resposta final dependerá do equilíbrio ou do resultado líquido da entrada inicial dos três sistemas: fibras de grande diâmetro, fibras de pequeno diâmetro e controlo central.

10. A acompanhar a resposta à dor estão outras manifestações neurológicas:

*Comportamental:* choro, gritos, raiva, estoicismo

*Muscular:* careta, reflexos de retração

*Visceral:* síncope, aumento da respiração, reação digestiva.

# Capítulo 4: Permeabilidade da dentina

Os túbulos dentinários são os principais canais de difusão de material através da dentina. Como a permeação de fluidos é proporcional ao diâmetro e ao número de túbulos, a permeabilidade da dentina aumenta à medida que os túbulos convergem para a polpa. A superfície tubular total perto da JDE é aproximadamente 1% da área total da superfície da dentina[131]. Os factores que modificam a permeabilidade da dentina incluem a presença de processos odontoblásticos nos túbulos e a bainha da lâmina limitante que reveste os túbulos. As fibras de colagénio também foram observadas na maioria dos túbulos [54]. O diâmetro funcional ou fisiológico dos túbulos é apenas cerca de 5% a 10% do diâmetro anatómico real (isto é, o diâmetro visto em secções microscópicas)[115]. Na cárie dentária, desenvolve-se uma reação inflamatória na polpa muito antes de esta ficar realmente infetada com microrganismos[152]. Isto indica que os subprodutos bacterianos chegam à polpa antes das próprias bactérias [138], e que a resposta inflamatória precoce é provocada pela acumulação de antigénios ou subprodutos bacterianos na polpa, e não pelas próprias bactérias. O corte da dentina durante a preparação da cavidade ou a terapia do canal radicular produz um resíduo microcristalino que reveste a dentina e obstrui os orifícios dos túbulos dentinários. Esta camada de detritos é designada por smear layer.

**Factores que afectam a permeabilidade da dentina 1. Espessura da dentina.**

A permeabilidade da dentina é quantificada através da medição da condutância hidráulica. A condutância hidráulica é a facilidade com que os fluidos podem fluir através dos túbulos. De acordo com a equação de Poiseuille - Hagen, a condutância hidráulica é inversamente proporcional ao comprimento do túbulo e diretamente proporcional à quarta potência do seu raio.

Assim, a permeabilidade da dentina aumenta à medida que a sua espessura diminui. À medida que a dentina se torna mais fina durante a preparação da cavidade da coroa, os túbulos tornam-se mais curtos, hipercondutores e mais sensíveis.

**2. Resistências aos movimentos dos fluidos**

A dentina pode ser demonstrada como tendo três resistências aos movimentos dos fluidos.

***a.*** A resistência da superfície devido à presença de smear layer ou smear plug é responsável por 86% da resistência total ao movimento do fluido. Os tags de resina bem hibridizados na dentina aderida fornecem aproximadamente a mesma resistência ao fluxo de fluido que a smear layer e, portanto, constituem uma importante modalidade de tratamento de dentes hipersensíveis.

***b. Resistência pulpar*** - causada pela presença dos odontoblastos e dos seus processos, que constituem apenas 7,5 por cento da resistência total.

c. ***Resistência intratubular*** - devido à presença de fibras de colagénio e constrições minerais que representam cerca de 6,3% da resistência total.

Já em 1868, Miller observou que a dentina é mais sensível quando está húmida, e que a superfície da dentina se torna não sensível quando seca durante tempo suficiente e mantida seca. Este comportamento foi atribuído à precipitação de sólidos desconhecidos na superfície da dentina, obstruindo os túbulos e interrompendo o processo mecanorreceptor.

Recordando a observação de Millers, Brannstrom (1966) foi o primeiro a sugerir o tratamento da hipersensibilidade tendo em conta a permeabilidade da dentina.

**Medidas de permeabilidade da dentina**

1. **Condutância hidráulica (Lp)** - Mede a facilidade com que o movimento do fluido ocorre através de uma membrana num gradiente hidráulico. O gradiente pode ser impulsionado por forças hidrostáticas ou osmóticas.

2. **Coeficiente de permeabilidade (P)** - É a propriedade do soluto para uma determinada membrana. Na ausência do movimento do fluido a granel, P é uma medida da capacidade de um soluto se difundir através de uma membrana devido a um gradiente de concentração.

O tamanho molecular, a configuração, a polaridade, as forças de Van der Waals e os potenciais de interação são alguns dos factores que afectam o coeficiente de permeabilidade. Classicamente, "P" é um fluxo de soluto em condições definidas de concentração, área de superfície, temperatura e pressão atmosférica.

3. **Coeficiente de Reflexão (σ)** - É uma medida do poder de discriminação de uma membrana para distinguir entre soluto e solvente.

Por definição, $\sigma = 1$ quando a membrana é impermeável ao soluto mas completamente permeável ao solvente, ou seja, uma membrana semipermeável. Quando n $\sigma = 0$, a membrana não consegue distinguir entre o soluto e o solvente.

**Importância da permeabilidade da dentina em relação à sensibilidade dentinária**

De acordo com o mecanismo hidrodinâmico mais aceite, os movimentos do fluido dentro dos túbulos dentinários são responsáveis pela estimulação dos mecano-receptores e pela sensibilidade resultante. A condutância hidráulica, que ocorre através de uma membrana, depende parcialmente da permeabilidade da dentina. Assim, espera-se que os factores que alteram a permeabilidade dentinária alterem o estado de sensibilidade.

Citando três mecanismos naturais de defesa para reduzir a permeabilidade da dentina, como a formação de dentina irregular e atubular na parede pulpar, a obturação dos túbulos dentinários por esclerose e a mineralização da camada superficial da película ou placa bacteriana, Brannstrom propôs uma técnica clínica para o selamento da dentina utilizando um material resinoso.

Do mesmo modo, os efeitos de vários agentes terapêuticos utilizados no tratamento da hipersensibilidade podem ser avaliados através da medição da permeabilidade.

Assim, pode concluir-se que a permeabilidade da dentina desempenha um papel importante na avaliação dos agentes terapêuticos para a dessensibilização dentinária.

**Método laboratorial para medir a permeabilidade da dentina :**

Pashley, (1974) concebeu pela primeira vez um método laboratorial para medir a permeabilidade da dentina através da condutância hidráulica. Utilizou um dispositivo de câmara dividida. O dispositivo consiste em fatias finas (0,99 mm) de dentina coronal de terceiros molares humanos extraídos, que são colocadas entre reservatórios de plexiglas de área de superfície fixa. Uma extremidade do reservatório pode ser ligada a uma fonte de pressão hidrostática da solução de tratamento e a outra extremidade a um meio de medir o caudal ou de recolher o fluido difundido. O movimento através de uma micropipeta foi considerado um medidor de caudal preciso.

Utilizando este dispositivo simples, as propriedades fundamentais da permeabilidade da dentina foram determinadas da seguinte forma:[146]

1. O movimento de fluidos através da dentina foi nulo, sem pressão hidrostática.

2. O caudal era função linear da pressão hidrostática.

3. Os discos gravados com ácido apresentaram taxas de fluxo quase 32 vezes superiores às dos discos não gravados.

4. A permeabilidade foi inversamente proporcional à espessura da dentina e diretamente proporcional à área de superfície.

Em 1983, Pashley mediu o efeito da temperatura na taxa de fluxo de soluções salinas através da dentina condicionada e não condicionada. De um modo geral, a permeabilidade aumentou com a temperatura, no entanto, os aumentos foram maiores com a dentina condicionada. Este trabalho realçou o importante papel da smear layer como modulador dos estímulos hidrodinâmicos. Quando presente, a smear layer é dimensionalmente menos influenciada pelas propriedades térmicas, como a expansão do diâmetro dos túbulos e a viscosidade do fluido. Com a remoção da smear layer por condicionamento ácido, estas variáveis podem desempenhar um papel mais importante na determinação da permeabilidade da dentina,

**Trabalhos experimentais sobre a permeabilidade da dentina**

A proposta de um mecanismo hidrodinâmico para explicar a sensibilidade da dentina deu origem a uma série de experiências invitro para medir o efeito de estímulos externos na permeabilidade da dentina. As várias experiências e as conclusões importantes dessas experiências são enumeradas a seguir.

1. Em 1982, Pashley mediu a influência da saliva, das suspensões bacterianas e das proteínas plasmáticas no movimento dos fluidos através da dentina. Neste trabalho, foi referido que o plasma, o soro e a saliva total causavam uma redução na condutância hidráulica, bem como os componentes de elevado peso molecular destes fluidos, tais como o fibrinogénio, as glicoproteínas, etc. Pashley especulou que, após a lesão, um mecanismo de defesa natural proveniente da polpa poderia ser a formação ou a libertação de proteínas plasmáticas que se infiltram nos túbulos dentinários para os ocluir. Assim, a dentina exposta nem sempre é sensível ou a sensibilidade pode desaparecer sem a modalidade de tratamento.

2. Utilizando uma modificação do dispositivo de câmara dividida [146], em que o lado do esmalte era condicionado com ácido e depois escovado com pastas de uma série de dentífricos, Pashley determinou o fluxo de fluido através da dentina na direção da polpa para o esmalte. A redução do fluxo foi considerada como uma medida da capacidade do dentífrico para ocluir a dentina.

Além disso, também relatou uma importante descoberta de que a parte abrasiva de todos os produtos testados parecia ser mais responsável pela redução da Lp do que os ingredientes activos correspondentes quando testados separadamente da mesma forma.

Addy e colaboradores, com base no seu estudo SEM e na análise de raios X, concluíram que as partículas finas de sílica encontradas na superfície das amostras de dentina eram em quantidade suficiente para bloquear os túbulos dentinários. In vitro, esta sílica fina também se revelou resistente à lavagem com água. Não foi avançado um mecanismo para esta elevada afinidade da sílica pela superfície da dentina, para a aglomeração da sílica e para a capacidade da sílica de resistir às forças físicas da mastigação e da escovagem dos dentes.

3. Técnica de réplica

Esta técnica foi desenvolvida por Absi e colegas para estudar a dentina sensível e não sensível. [146] Foram tiradas impressões em silicone de dentes humanos extraídos que tinham sido planeados na raiz para expor a dentina e depois condicionados com ácido para abrir os túbulos dentinários. Estas réplicas foram comparadas com as superfícies originais da dentina. Foi registada uma excelente correlação entre as MEVs originais e as réplicas em termos de contagem de túbulos, bem como do diâmetro dos túbulos.

Na segunda parte da experiência, foram examinadas as MEVs de impressões originais e réplicas de superfícies de dentina sensíveis e não sensíveis.

Absi e colegas concluíram que a técnica de réplica pode ajudar o clínico no diagnóstico da hipersensibilidade. Também confirmaram a presença de túbulos patentes e o seu papel no mecanismo hidrodinâmico da hipersensibilidade.

**Permeabilidade da dentina na avaliação de vários agentes terapêuticos**

Após a proposição de um mecanismo hidrodinâmico para explicar a hipersensibilidade dentinária, a permeabilidade da dentina tem sido largamente utilizada para avaliar a eficácia de vários agentes terapêuticos em experiências in-vitro. A eficácia destes agentes no alívio da hipersensibilidade, avaliada como o seu efeito na permeabilidade da dentina, é discutida abaixo:

**Dentifrícios dessensibilizantes**

Pashley[69] utilizou uma modificação do dispositivo de câmara de derramamento anteriormente descrito para determinar a eficácia de uma série de produtos comercialmente disponíveis, tais como sensodyne, crest, Denquel, Promise e Thermodent O lado do esmalte foi condicionado com ácido e depois escovado com uma pasta de uma série de dentifrícios acima mencionados. O fluxo de fluido através da dentina na direção da polpa para o esmalte foi determinado antes e depois da escovagem. Pashley interpretou a redução do fluxo de fluido como uma medida da capacidade dos dentífricos para ocluir a dentina. Numa série de produtos testados, não foram registadas diferenças significativas na redução da permeabilidade da dentina, exceto no caso do "Thermodent", um dentífrico que contém oxalato. O Thermodent foi significativamente mais capaz de reduzir a condutância hidráulica[136].

Durante essas experiências, Pashey relatou uma descoberta interessante de que a parte abrasiva de todos os produtos testados parecia ser mais responsável pela redução da condutância hidráulica. do que o ingrediente ativo correspondente quando testado separadamente da mesma forma: Mas isso foi novamente em contraste com o dentifrício contendo osalato.

Invitro, verificou-se que as partículas finas de sílica resistem à lavagem com água. Não foi avançado um mecanismo para esta elevada afinidade da sílica pela superfície da dentina, para a aglomeração da sílica e para a capacidade da sílica de suportar as tensões físicas da mastigação e da escovagem dos dentes.

**Iontoforese**

Pashley aplicou correntes iontoforéticas na gama de 0 a 1,0 mA a discos de dentina numa modificação adicional do dispositivo de câmara dividida. Foi relatado que a iontoforese aumentava significativamente a permeabilidade da dentina e concluiu-se que a iontoforese pode ser útil para aumentar a permeabilidade da dentina para fornecer agentes terapêuticos à polpa.

**Eficácia dos agentes que actuam nos nervos sensoriais**

A permeabilidade da dentina também pode ser medida pelo coeficiente de reflexão, utilizando o dispositivo de câmara dividida modificado para medir a pressão osmótica. A partir destas experiências, concluiu que, devido aos baixos coeficientes de reflexão, observados para pequenas moléculas, a dentina não discrimina entre estas pequenas moléculas e a água. Assim, estas moléculas são capazes de atravessar o comprimento dos túbulos dentinários na direção do esmalte para a polpa e são capazes de atuar sobre os nervos sensoriais.

**Vernizes e bases para cavidades**

O dispositivo de câmara dividida foi utilizado para medir a permeabilidade por radiotraçador aplicado no reservatório superior do dispositivo, recolhendo a perfusão na parte inferior com um coletor de fracções. O dispositivo é também utilizado para medir a condutância hidráulica por filtração de fluido através da dentina, impulsionada por 30 cm de pressão hidrostática. Todos os vernizes cavitários demonstraram diminuir a permeabilidade em 20 a 50 por cento e o efeito dos vernizes foi proporcional ao seu conteúdo sólido. As bases e os revestimentos das cavidades produziram maiores reduções na permeabilidade da dentina[146].

**Polimento**

Os modelos de disco de dentina foram utilizados por Pashley e colaboradores para avaliar a eficácia do brunimento clínico da dentina com caldo de laranjeira e um componente da pasta. O fluxo de fluido através da dentina foi medido antes e depois de cada tratamento experimental.

Estas experiências demonstraram que o ato de brunir apenas com pau de laranjeira foi mais eficaz na redução da permeabilidade em 80%. O NaF, o caulino e a glicerina não mostraram uma contribuição positiva apreciável. Mas a solução de 3% de ácido oxálico, que também foi incluída como controlo positivo, reduziu o fluxo em 95%.

Curiosamente, como segunda parte deste trabalho experimental, as superfícies ocluídas foram condicionadas com ácido para medir as responsabilidades ácidas relativas da dentina alterada.

Verificou-se que as camadas de esfregaço produzidas por brunimento eram mais resistentes aos ácidos do que as produzidas por broca. Pashley sugeriu que o brunimento pode forçar mais detritos para dentro das aberturas dos túbulos.

**Efeitos do planeamento radicular periodontal na permeabilidade da dentina**

A terapia periodontal envolve normalmente o planeamento radicular. O planeamento da raiz remove quase sempre completamente o cemento e expõe a dentina subjacente ao ambiente oral. Assim, a sensibilidade da dentina após uma terapia periodontal é uma queixa comum.

A remoção do cemento e da dentina superficial deve aumentar a permeabilidade da dentina remanescente. Este aumento da permeabilidade pode permitir a penetração de bactérias na dentina exposta e permite a difusão para o interior de produtos bacterianos libertados pela placa bacteriana. A acumulação pulpar de produtos bacterianos pode também ser capaz de se difundir através dos túbulos dentinários abertos e atuar como irritantes pulpares. A combinação de irritantes pulpares e mediadores endógenos da inflamação pode baixar os limiares da dor até ao ponto em que estímulos anteriormente sublimiares se tornam suficientes para causar dor, conduzindo à hipersensibilidade.

Além disso, a inflamação pulpar resultante pode contribuir para a dessensibilização espontânea ou pode progredir ainda mais. Nestes casos, o doente pode sofrer de dentina sensível durante anos. (Pashley 1985).

A permeabilidade da dentina radicular é muito menor do que a da dentina coronal, porque os túbulos são em menor número e de menor diâmetro:

A utilização de curetas afiadas e baças permite criar camadas de esfregaço que obscurecem os orifícios dos túbulos dentinários subjacentes. No entanto, estas camadas de esfregaço demonstraram ser ácido-lábeis. Addy et.al (1987) mostraram que várias substâncias dietéticas são capazes de condicionar a dentina planeada da raiz para expor os túbulos dentinários.

Foi demonstrado que o oxalato de potássio reduz significativamente a permeabilidade da dentina radicular planeada. O oxalato de potássio reage com o cálcio no fluido dentinário para formar cristais de oxalato de cálcio que obstruem os orifícios dos túbulos. A vantagem de ocluir os túbulos com oxalato de cálcio em vez de uma camada de esfregaço é que o primeiro é resistente ao ácido.

# Capítulo 5: Mecanismo da sensibilidade dentinária

A hipersensibilidade dentinária é uma das mais antigas queixas de desconforto registadas nas pessoas. Naturalmente, foi efectuada uma quantidade considerável de investigação nos últimos 50 anos para compreender a base fisiológica desta condição. As várias teorias que foram apresentadas numa tentativa de explicar o mecanismo da sensibilidade dentinária são discutidas **de seguida.**

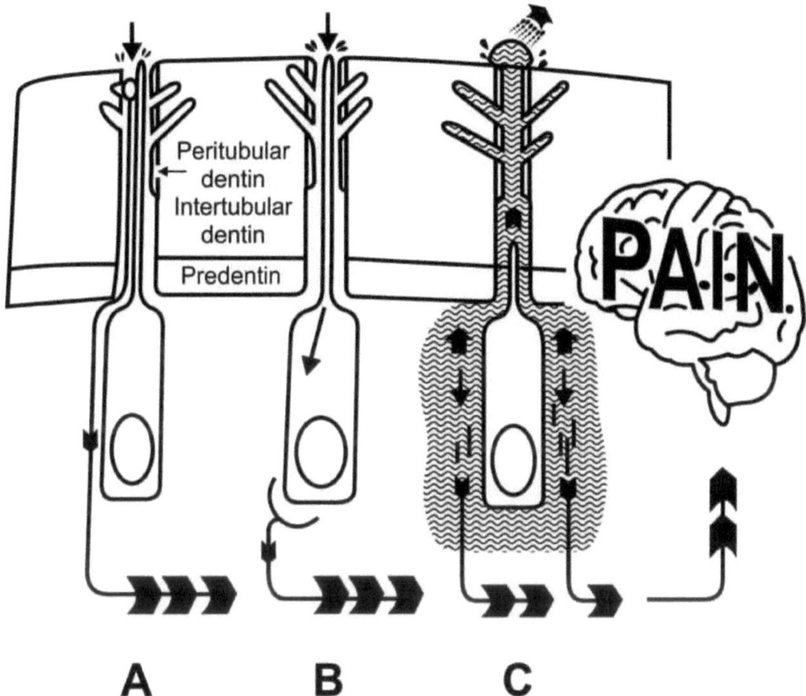


*Representação esquemática da evolução do pensamento relativamente à sensibilidade da dentina, A, Conceito inicial de que a sensibilidade se devia à distribuição periférica dos nervos sensoriais B, O processo odontoblástico como recetor. Pressupunha que o processo odontoblástico se estendia à periferia C, Teoria hidrodinâmica em que as mudanças de fluido transduziam estímulos físicos para mecanorreceptores na polpa ou perto dela.*

**Teoria da estimulação neural direta**

Os clínicos sabiam que a dentina recém-exposta era extremamente sensível e concluíram que as fibras nervosas dos dentes deviam estender-se até ao DEJ para serem responsáveis por essa dor. Quando os histologistas começaram a procurar fibras nervosas na dentina periférica usando microscopia de luz e corantes especiais de metais pesados, descobriram que os ramos dos nervos não se estendiam mais do que 100 a 200um na dentina periférica. Assim, a hipótese não conseguiu explicar a hipersensibilidade dentinária[134].

**Teoria da transdução**

Num esforço para correlacionar a sensibilidade clínica conhecida da dentina periférica com observações histológicas sobre a estrutura do complexo dentinário-pulpar, Rapp e os seus colegas propuseram que os odontoblastos poderiam servir como receptores. Foi proposto que a estimulação dos processos odontoblásticos na dentina periférica causaria alterações no potencial de membrana dos odontoblastos através de junções sinápticas com os nervos, causando assim dor. No entanto, uma cuidadosa microscopia eletrónica não conseguiu demonstrar quaisquer complexos sinápticos entre os nervos pulpares e os odontoblastos. Talvez o golpe mais prejudicial a essa hipótese seja a observação de que os processos odontoblásticos podem não se estender perifericamente além de um terço a metade do comprimento dos túbulos dentinários.

Finalmente, esta teoria também não conseguiu fornecer uma explicação satisfatória para o mecanismo da hipersensibilidade dentinária[133].

**Teoria hidrodinâmica**

Alfred Gysi (1900)[141] propôs que o movimento do fluido nos canalículos dentários em qualquer direção resulta numa sensação de dor nos nervos entrelaçados com os odontoblastos. A maioria dos textos modernos atribui agora a Gysi o avanço da teoria do movimento do fluido dentinário como causa de dor, mas, de facto, outros já a tinham antecipado a ele em cerca de 50 anos. Kramer (1955) parece ter sido a primeira pessoa a usar o termo "hidrodinâmico".

Brannstrom (1963)[29] foi o primeiro a fornecer provas experimentais para apoiar o que veio a ser conhecido como a **"hipótese hidrodinâmica da sensibilidade da dentina".**

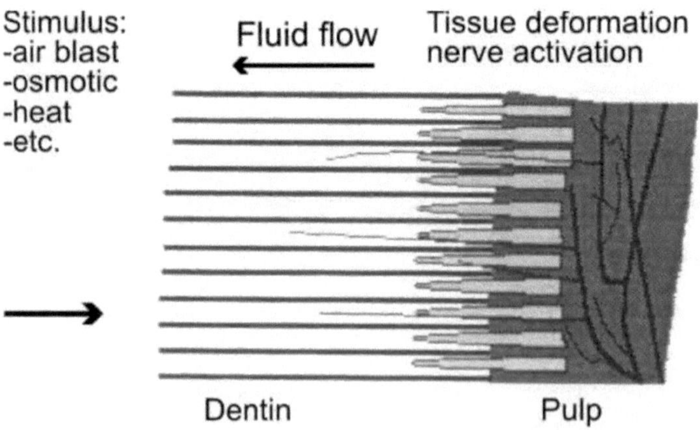

*Mecanismo hidrodinâmico de ativação do nervo pulpar. Qualquer estímulo capaz de remover fluido das extremidades externas dos túbulos dentinários induz um rápido movimento de fluido para fora. Nos túbulos, devido às elevadas forças capilares. Como resultado, o tecido pulpar periférico com as terminações nervosas é mecanicamente distorcido e, consequentemente, os nociceptores pulpares são activados...*

Esta teoria postula que, deslocamentos rápidos, em qualquer direção, dos fluidos dentro dos túbulos dentinários após a aplicação de estímulos a uma dentina exposta, resulta na ativação de nervos sensoriais na borda polpa-dentina do dente, resultando em uma sensação desagradável de hipersensibilidade dentinária. Atualmente, esta é a teoria mais amplamente aceite para o mecanismo da hipersensibilidade dentinária.

Esta hipótese tem sido apoiada por uma quantidade considerável de dados provenientes de experiências com seres humanos e animais.

Foi demonstrado em estudos humanos que a permeabilidade dos túbulos dentinários é uma caraterística importante da dentina sensível. (Brannstrom 1962,1963,1965,Absi et al. 1987).

Uma correlação positiva significativa entre a densidade de túbulos dentinários abertos e a intensidade das respostas de dor induzidas a partir de superfícies de dentina cervical expostas também foi relatada por Narhi e Kontturi-Narhi (1994), Cuenin et.al (1991)[50]

Após a perfuração, a sensibilidade da dentina pode ser significativamente aumentada através da aplicação de um condicionador ácido, que remove a camada de smear layer que bloqueia os túbulos dentinários. Correspondendo, os registos electrofisiológicos realizados em animais experimentais por Narhi et al (1982). E Narhi e Haegerstam (1983), descobriram que a capacidade de resposta dos nervos intra-dentários à estimulação dentinária é significativamente aumentada após o condicionamento ácido da superfície da dentina perfurada. Concluíram que esta alteração está relacionada com a patência dos túbulos dentinários. (Hirvonen et.al. 1984).

Além disso, em linha com o mecanismo hidrodinâmico estão os estudos electrofisiológicos que mostram que as mesmas fibras nervosas intradentárias individuais são activadas por vários estímulos diferentes, tais como sondagem e secagem ao ar e soluções hiperosmóticas aplicadas à dentina. (Narhi et.al.1982a,1985, Hirvonen 1987), que são todos capazes de induzir o fluxo de fluido nos túbulos dentinários, como demonstrado in vitro por Brannstrom (1968)[30]. Tanto os registos electrofisiológicos em animais experimentais como os estudos humanos realizados por Andreson (1963), Andreson e Matthew (1967) também indicam que, na estimulação da dentina com soluções hiperosmóticas, a ativação do nervo intradentário depende da pressão osmótica e da capacidade de induzir o fluxo de fluido nos túbulos dentinários, em vez da composição química da solução aplicada.

Por conseguinte, parece estar bem estabelecido que o fator mais importante que determina a sensibilidade da dentina é a patência e, consequentemente, a condutância hidráulica. Assim, o bloqueio dos túbulos deve abolir eficazmente os sintomas de dor dentária.

Em alguns casos, no entanto, a sensibilidade pode permanecer apesar do bloqueio tubular. Nestes casos, podem estar presentes reacções inflamatórias e a consequente sensibilização dos nervos intradentários. Estas reacções podem ser especialmente significativas quando a dentina com túbulos abertos é exposta cronicamente, como acontece em muitos casos clínicos de hipersensibilidade da dentina (Narhi et al.

**Respostas estruturais dos nervos pulpares a lesões teciduIares**

A estimulação hidrodinâmica da dentina como resultado do fluxo de fluido nos túbulos dentinários causa distorção mecânica (lesão) do tecido pulpar periférico. O grau da lesão depende do tipo e da intensidade dos estímulos aplicados e pode incluir a rutura da camada de odontoblastos como resultado da aspiração de células para os túbulos. Os nervos pulpares respondem à lesão resultando em profundas alterações morfológicas. Essas alterações incluem o brotamento das terminações nervosas e um aumento no conteúdo de neuropeptídeos, principalmente a substância P e o peptídeo relacionado ao gene da calcitonina (CGRP). Para além destas alterações, pode ocorrer um aumento regional na densidade de inervação da dentina e da polpa, o que pode resultar em alterações na sensibilidade regional do dente afetado.

Todos estes resultados dos estudos recentes indicam que a sensibilidade da dentina não está dependente da existência de odontoblastos e fibras nervosas nos túbulos dentinários. De facto, a lesão tecidular induzida pelo mecanismo hidrodinâmico, juntamente com a libertação de neuropeptídeos, pode ser importante para o início das reacções inflamatórias pulpares e consequente sensibilização nervosa[123]

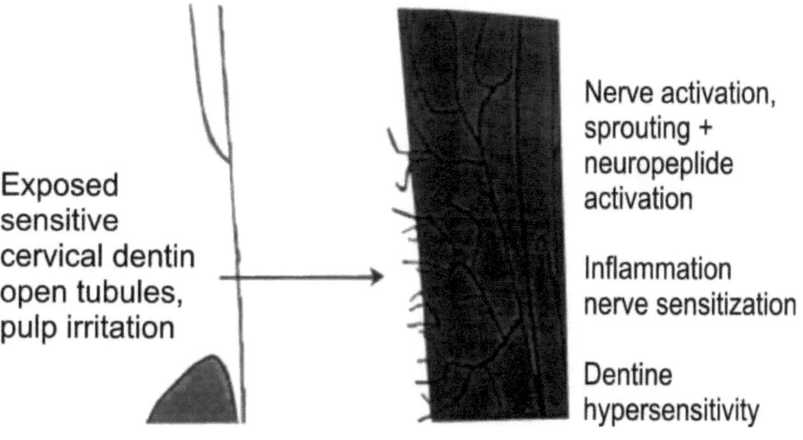


*Os possíveis efeitos da irritação pulpar e consequentes reacções inflamatórias na sensibilidade da dentina cervical. A irritação externa através dos túbulos dentinários abertos pode resultar na sensibilização do nervo. Também pode ocorrer a germinação das terminações nervosas, resultando num aumento do tamanho dos campos receptivos das fibras individuais. Isto resultaria num somatório espacial da atividade nervosa e num aumento da sensibilidade da dentina.*

**O papel das reacções inflamatórias na dor dentária**

As experiências com animais demonstraram que a serotonina ativa as fibras A intradentárias e as sensibiliza a estímulos externos. Também após a aplicação local de serotonina (5HT) em profundidade na dentina, perto das terminações nervosas, a proporção de fibras nervosas que respondem a vários estímulos hidrodinâmicos aumenta significativamente. As prostaglandinas parecem estar activas na sensibilização dos nervos intradentários induzida pelo calor (Ahlberg 1978). **"Assim, as reacções inflamatórias na polpa podem ser importantes na etiologia da hipersensibilidade dentinária".** Em resposta à irritação externa e consequente disparo do nervo, é libertada uma quantidade suficiente de CGRP e substância P para induzir uma reação inflamatória neurogénica, que pode iniciar a cascata de inflamação.[123]

É também possível que algumas fibras nervosas, que são insensíveis à estimulação hidrodinâmica em dentes saudáveis, se tornem reactivas quando a polpa está ferida e inflamada.

O campo recetivo de cada fibra A intradentária que responde à estimulação hidrodinâmica da dentina é geralmente composto por um pequeno ponto na superfície da dentina exposta e pode ser localizado e mapeado por sondagem suave (Narhi et al 1992). O brotamento dos nociceptores pulpares induzido pela inflamação pode resultar num aumento do tamanho dos campos receptivos. O alargamento dos campos receptivos resultaria numa maior sobreposição entre as áreas receptivas e, consequentemente, num somatório da atividade nervosa e num aumento da sensibilidade dentinária.

Os axónios nervosos ramificados têm áreas receptivas tanto na coroa do dente como na dentina cervical. Podem ter efeitos significativos na propagação de reacções inflamatórias neurogénicas na polpa e no desenvolvimento da sensibilidade da dentina cervical. A ativação das suas terminações coronais poderia resultar em reflexos axonais, que libertariam neuropeptídeos no limite polpa-dentina na área cervical do dente. Isto poderia induzir uma inflamação neurogénica e, assim, ter um efeito sobre a sensibilidade da dentina cervical. Assim, as obturações com fugas que irritam a polpa coronal podem modificar a sensibilidade da dentina cervical. Da mesma forma, a substituição de obturações antigas em dentes hipersensíveis pode - · ·

significativamente a eficácia do tratamento da sensibilidade dentinária cervical. (Hovgaard et al 1991).

**Alterações na transmissão do impulso da dor no sistema nervoso central**

Não se sabe exatamente até que ponto as condições inflamatórias podem desempenhar um papel no desenvolvimento e manutenção de várias condições de dor, incluindo a hipersensibilidade dentinária. Os sintomas de dor relacionados com a dentina cervical exposta podem ser mais ou menos persistentes, extremamente intensos e prolongar-se durante anos. A este respeito, a hipersensibilidade dentinária pode ser considerada como uma condição de dor crónica na qual os mecanismos do SNC podem ser activados. Pensa-se que uma variação considerável na intensidade dos sintomas de dor ao longo do tempo em pacientes individuais com hipersensibilidade dentinária pode dever-se a alterações nos mecanismos de transmissão do impulso da dor no SNC[123].

**Contributos bacterianos para a sensibilidade dentinária**

Addy e colegas descobriram uma correlação inversa entre as pontuações da placa bacteriana e a sensibilidade da dentina. Ou seja, os valores baixos de placa bacteriana estavam associados a níveis elevados de sensibilidade.

No entanto, os túbulos dentinários abertos associados à sensibilidade convidam à penetração de bactérias. É provável que essa penetração ocorra devido ao pequeno tamanho das bactérias em relação aos túbulos. Estas bactérias e os seus produtos podem ativar o complemento. Além disso, os produtos bacterianos podem ter propriedades vasoactivas no músculo liso vascular pulpar. Em alternativa, podem ter efeitos indirectos na libertação de neuropeptídeos dos nervos pulpares.

A variável mais importante é o raio do túbulo porque é elevado à quarta potência. Assim, se o raio funcional do túbulo duplicasse, o fluxo através do túbulo aumentaria dezasseis vezes.

Por conseguinte, a criação ou dissolução de camadas de esfregaço e de tampões de esfregaço dos túbulos dentinários pode ter uma influência profunda na condutância hidráulica dessa dentina e, consequentemente, na sua sensibilidade. Os doentes com dentina sensível geralmente não têm camadas de smear e têm orifícios tubulares abertos.

Várias propostas de terapias baseadas na oclusão dos túbulos foram concebidas para diminuir o fluxo de fluidos através da diminuição da condutância hidráulica da dentina.

A taxa de variação do estímulo é mais importante na ativação dos mecanorreceptores do que o valor absoluto do estímulo A pressão aplicada de forma constante não causa tanta dor como quando a pressão é aplicada ou aumentada subitamente.

# Capítulo 6: Etiologia

Por definição, a hipersensibilidade dentinária está associada à dentina exposta ao ambiente oral; por isso, para começar a considerar a etiologia da hipersensibilidade dentinária, é necessário compreender a etiologia da exposição da dentina. Logicamente, a exposição da dentina só pode ocorrer por dois processos[4]

i. Perda de esmalte

ii. Perda de tecidos periodontais (recessão gengival)

É provável que os factores etiológicos e os processos envolvidos na sua perda sejam diferentes, embora alguns factores causais possam ser comuns a ambos. Além disso, é muito difícil apontar um único fator etiológico para a perda de esmalte ou recessão gengival num caso particular, porque normalmente a condição resulta de uma combinação de dois ou três desses factores. Assim, a condição "Hipersensibilidade" ou "Dentes sensíveis" num determinado doente tem normalmente uma etiologia multifatorial.

No contexto que se segue, os dois processos são discutidos separadamente apenas por uma questão de conveniência.

Aetiology of Dentin Hypersensitivity

*Dentin exposure*

*Loss of Enamel*

*Loss*

*of periodontium*

**A) Attrition (Not significant)**

**(Gingival Recession)**

*B) Abrasion*

*Predisposition*

*- Advancing*

*age*

**a) Tooth brushing**

**- Chronic**

**periodontitis**

**- Horizontal Technique**

**-**

**Periodontal surgeries**

**- Increased bristle stiffness**

**Anatomical gap**

**- Faulty**

**Tooth brushing**

**- Excessive force**

**between Enamel &**

**- Habits**

**- Longer time**

**cementum**

**- Increased**

**frequency**

**- Inadequate cervical restoration**

**b)**

**Abrasive Tooth pastes.**

**Buccally misaligned**

**- Trauma**

**(More significant loss)**

**Teeth**

**- High**

**frenalattachement**

**Xerostomia**

**C) Erosion**

**Erosion Abrasion**

**Intrinsic**

**- Recurrent vomiting**

**- Regurgitation**

**- Rumination**

Extrinsic - Environmental factors

**- Diet**

**- Medicaments – mouthpieces**

**D) Abfraction**

## 1. PERDA DE ENAMEL

O desgaste dentário na ausência de recessão gengival começa com a perda de esmalte. Esta perda pode ser atribuída a três processos: atrito, abrasão e erosão. É improvável que um único processo esteja envolvido em qualquer superfície dentária, embora um processo esteja envolvido em qualquer superfície dentária, embora um processo possa predominar num indivíduo.

**A. ATTRIÇÃO**

Nos locais cervicais vestibulares, e com exceção de certos tipos de má oclusão, a atrição não pode estar envolvida. Assim, a interação entre a erosão e a abrasão são os processos mais relevantes na etiologia da perda de esmalte.

**B. ABRASÃO**

A abrasão, derivada do verbo latino "abradere" (raspar), descreve o desgaste de uma substância ou estrutura através de processos mecânicos como a trituração, a fricção ou a raspagem.

No contexto dentário, Imfeld (1966)[(48) definiu] a abrasão como o desgaste patológico dos tecidos duros dentários através de processos mecânicos anormais que envolvem objectos ou substâncias estranhas introduzidos repetidamente na boca e que entram em contacto com os dentes.

Nos países desenvolvidos, a influência abrasiva mais duradoura é a escovagem dos dentes com pasta dentífrica.

Ervin e Bucher (1944) afirmaram que o número real de lesões por abrasão por boca variava entre 2,0 em jovens e 4 em indivíduos mais velhos.

As lesões por abrasão podem ocorrer em qualquer dente, mas estão normalmente presentes na região cervical vestibular dos incisivos, caninos e pré-molares em ambos os maxilares.

Addy (1987) observou que a posição dos dentes dentro da arcada dentária é relevante para a distribuição das lesões por abrasão causadas pela escovagem, uma vez que os dentes alinhados por vestibular são mais susceptíveis ao desgaste e ao trauma do que os deslocados para lingual.

Estudos in vitro demonstraram que uma escova de dentes por si só não tem qualquer efeito clinicamente significativo nos tecidos duros (Absi et al 1992). Quando as escovas de dentes são utilizadas com pasta dentífrica, ocorre uma perda mensurável de esmalte e esta está principalmente relacionada com a abrasividade da pasta dentífrica. Mesmo assim, os efeitos no esmalte são muito pequenos em comparação com a dentina (Davis e Winter 1980) [52.]

Diversas variáveis individuais da escovagem dos dentes influenciam potencialmente a ação abrasiva da pasta dentífrica. Estas estão listadas abaixo:

- Técnica de escovagem
- Rigidez das cerdas

- Força de escovagem
- Tempo gasto na escovagem
- Frequência de escovagem

**Técnica de escovagem:**

As técnicas de escovagem vertical e horizontal dos dentes estão associadas a diferenças fundamentais na relação de contacto entre a escova e a superfície do dente. A escovagem horizontal dos dentes produz uma duração de contacto prolongada entre as cerdas e a superfície do dente, levando a uma maior perda de tecido duro. (Bjorn e Lindhe 1966).

Manly (1944)[3] descobriu que, in vitro, a escovagem transversal produzia 2-3 vezes mais desgaste dentinário do que a escovagem longitudinal, uma observação apoiada por Bergstrom e Lavestedt (1979). Como resultado das suas observações, recomendaram a utilização de uma técnica de rolamento ou de movimentos verticais.

**Rigidez das cerdas :**

As cerdas das escovas de dentes apresentam uma enorme variação no que respeita ao material, rigidez, orientação, dimensões e colocação na cabeça da escova. Até à data, o British Standards Institution (1987) classificou a rigidez dos filamentos em macia, média e dura. Esta categorização baseia-se em escovas de dentes planas, alinhadas paralelamente e com múltiplos filamentos, contendo filamentos do mesmo material e diâmetro. A interação entre os filamentos e a pasta de dentes também pode ser importante. Uma escova de dentes dura poderia logicamente ser mais abrasiva do que uma escova macia quando testada com uma pasta padrão in vitro[47] · No entanto, estudos preliminares não publicados por Addy e Dyer indicariam que isso não acontece devido à capacidade dos filamentos duros de reter mais pasta do que os macios.

**Força de escovagem**

Os primeiros trabalhos de Phaneuf e colaboradores, em 1962, e Frostell e Lindstrom (1964) sugeriram que o desgaste da dentina é proporcional à força aplicada à escova, embora isso varie com a área individual da arcada que está a ser limpa (Alexander et al 1977).

Mais recentemente, Saxton e Cowell (1981) afirmaram que a força de escovagem pode ser um fator extremamente importante na dinâmica da abrasão.

In vivo, é difícil medir e padronizar a força aplicada a uma escova, enquanto as medições de força in vitro não se comparam tão bem como seria de esperar.

Numa experiência in vivo para medir a força aplicada durante a escovagem horizontal, Mannerberg (1960) calculou que os homens criavam uma força de 539 g, enquanto as mulheres criavam uma força de 478 g. Em contrapartida, Phaneuf e colaboradores (1962) verificaram que, em média, a força de escovagem manual era de 318 g ···

Na tentativa de reduzir o desgaste e o traumatismo dos dentes e dos tecidos gengivais, Spieler (1996) descreveu recentemente a primeira escova de dentes que permite aos utilizadores monitorizar e normalizar a sua escovagem pressão. Savill e colaboradores, em 1998, descreveram uma escova de dentes especificamente concebida para combinar o controlo ideal da pressão com o cuidado dos tecidos duros e moles orais.

Em muitas das escovas eléctricas mais recentes, introduzidas durante os anos 90, o movimento das cerdas é impedido quando é atingida uma força de escovagem na ordem dos 100-200.

**Tempo gasto na escovagem dos dentes**

O tempo gasto na escovagem também parece desempenhar um papel importante na etiologia multifatorial da abrasão. Emling et al. 1981 afirmaram que o tempo médio de escovagem é de 60 segundos, embora este seja extremamente variável.

**Frequência de escovagem**

Sangnes, em 1976, e Bergstrom e Lavestedt, em 1979, afirmaram que a frequência da escovagem dos dentes e o tempo de contacto entre o dente e a escova podem influenciar o grau de desgaste observado.

Sheiham 1977 sugeriu que os benefícios para a saúde periodontal são poucos se os dentes forem escovados mais do que duas vezes por dia e que uma frequência superior a esta pode encorajar a abrasão dentária.

## ABRASIVIDADE DA PASTA DE DENTES

Evidências circunstanciais apoiam a ideia de que a escovagem dos dentes pode causar recessão gengival e que a escovagem dos dentes com pasta dentífrica pode desgastar a dentina. De facto, a evidência direta do potencial da pasta dentífrica para desgastar a dentina in vivo é derivada de uma variedade de experiências e técnicas de medição in vitro (Sexsom & Phillips 1951, Mannberg 1961, Mistry e Grenby 1993).

Os abrasivos para pasta de dentes utilizados atualmente e na última década incluem: terra de diatomáceas, carbonato de cálcio, fosfato dicálcico, metafosfato de sódio insolúvel hidratado ou anidro, sílica, óxido de alumínio, pirofosfato de cálcio, alumina e pedra-pomes. Sabe-se que estas variam em termos de caraterísticas de limpeza/abrasão, embora não tenha sido publicada uma classificação geral.

Não é claro que efeitos morfológicos in vivo são produzidos quando a dentina é escovada com pasta dentífrica.

Com base nas informações disponíveis, podem ser imaginados vários cenários, como se segue[4]. 1. O efeito abrasivo da escova e da pasta poderia manchar a superfície da dentina para ocluir os túbulos (Pashley 1984).

2. Os abrasivos contidos na pasta de dentes, nomeadamente as sílicas artificiais, podem aderir à superfície da dentina e/ou penetrar nos túbulos, deixando-os ocluídos (Addy & Adams, 1995).

3. Os detergentes contidos na pasta de dentes podem remover a camada de esfregaço para expor os túbulos dentinários (Addy&Absi 1992).

É improvável que o resultado seja consistente para todas as pastas dentífricas e pode variar, dependendo das propriedades físico-químicas das formulações.

As pastas de dentes que contêm terra de diatomáceas e as chamadas "pastas de dentes para fumadores" são particularmente abrasivas (Addy et al 1991). Em contraste, as pastas dentífricas de controlo do tártaro não são excessivamente abrasivas porque funcionam através da adsorção de pirofosfato à superfície e não através da remoção do fosfato de cálcio superficial.

**Efeitos da abrasão no esmalte e na dentina após exposição a ácido alimentar**

Relatos de casos e dados epidemiológicos indicam que os ácidos intrínsecos e extrínsecos causam erosão dentária com perda da superfície do esmalte e eventual exposição da dentina.

Quando o esmalte é sujeito a um ataque ácido, ocorre uma erosão ácida completa de algum tecido da superfície durante o período de tempo com amolecimento subsuperficial. É de esperar que este amolecimento subsuperficial permita um aumento da taxa de desgaste abrasivo durante a escovagem subsequente até que o tecido desmineralizado da superfície tenha sido removido.

Na boca, a camada mais externa do esmalte é relativamente rica em flúor, o que presumivelmente reduz a taxa de dissolução ácida.

Se a superfície do dente tiver sofrido desmineralização, este esmalte fluoretado melhora o processo de remineralização a partir de minerais salivares. A remineralização desta região superficial pode prosseguir, em algumas circunstâncias, à custa do esmalte subsuperficial e leva à formação de uma zona macia de lesão de cárie que é coberta por uma camada densa de esmalte fluoretado.

Davis e Winter, em 1980[52], estudaram este tipo de lesão cariosa de ataque ácido e as consequências da abrasão após o amolecimento da superfície do esmalte da qual a camada externa de esmalte tinha sido removida.

As perdas grosseiras de esmalte foram bem documentadas e os padrões de erosão facilmente visíveis a olho nu (aproximadamente 100-500 m de profundidade) foram atribuídos a dietas anormalmente ácidas.

Smith (1975) observou que a erosão ácida pode tornar a superfície dentária mais suscetível à atrição e à abrasão.

Assim, a combinação da escovagem dos dentes após a exposição do esmalte e da dentina aos ácidos alimentares resulta numa perda acentuada de tecido dentário e, no caso da dentina, deixa os túbulos dentinários patentes na superfície da dentina. (Absi, Addy e Adams 1992).

A possibilidade de quebrar as camadas superficiais protectoras do esmalte é maior se a escovagem dos dentes se seguir imediatamente após a exposição ao ácido do que se a escovagem dos dentes preceder o ataque ácido.

Estudos recentes realizados por Agger, Hovgaard (2001)[7] concluíram que os novos sistemas de polimento a ar, que funcionam através da aplicação de uma pasta de água a alta pressão, ar e bicarbonato de sódio contra a superfície dentária, produzem efeitos abrasivos significativos nas superfícies radiculares expostas.

## C. ABFRAÇÃO

A abfracção é um fenómeno em que o desgaste abrasivo é acentuado pela oclusão traumática ou pela flexão dos dentes em resultado da interferência das cúspides durante a mastigação. A flexão dos dentes durante a mastigação pode provocar microfissuras no esmalte que predispõem as superfícies ao desgaste. A eliminação de quaisquer interferências cúspides é, portanto, uma parte importante do tratamento de lesões abrasivas. Forças de carga horizontais excessivas, funcionais ou parafuncionais, parecem ter maior potencial para o desenvolvimento de lesões abfractivas cervicais. Elas também podem resultar em túbulos dentinários abertos[120].

Há ampla evidência de que os dentes se flexionam ou dobram e um ponto de concentração de tensão é a área cervical. (Palamara et al 2000, Sakaguchi. et.al.1991).

Os estudos de engenharia citados por **Mcboy e Lee e Eakle** utilizaram análise de elementos finitos ou métodos fotoelásticos. Estes métodos demonstraram que os dentes carregados excentricamente flectem. As tensões concentram-se na JCE e são geradas tensões de tração que separam os prismas de esmalte e aumentam a suscetibilidade da área à erosão química.

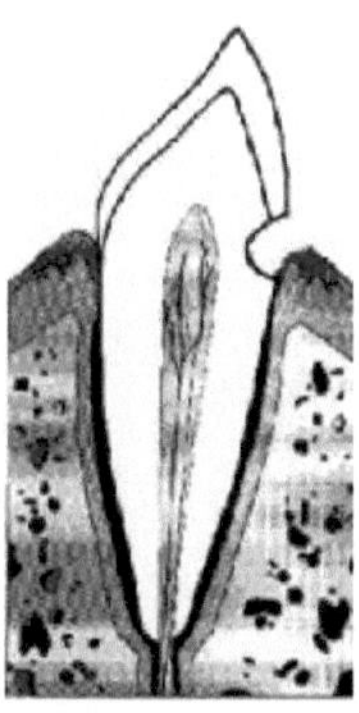

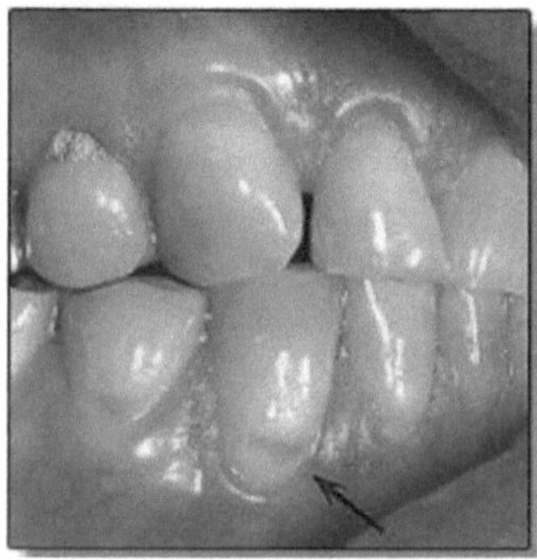

*Uma ABFRAÇÃO é uma área entalhada na raiz de um dente na linha da gengiva. Mais recentemente, os autores introduziram novos termos para descrever o desgaste dentário.*

**Corrosão sob tensão:**

Trata-se de uma degradação físico-química multifatorial da área da JCE.

**Síndrome de compressão dentária:**

É o termo utilizado para descrever a deformação dentária relacionada com a má oclusão, hábitos parafuncionais e distúrbios da ATM.

**D. EROSÃO**

A erosão é provavelmente o fenómeno mais importante que produz a perda de esmalte.

A erosão dentária é o resultado físico de uma perda patológica, crónica e localizada de tecido duro dentário, que é quimicamente desgastado da superfície do dente por ácido e/ou quelação, sem envolvimento bacteriano (Tencate e Imfeld 1996). A contribuição específica da erosão dentária para o desgaste dentário e a hipersensibilidade da dentina é complicada pela natureza multifatorial desta doença e pelos factores e cofactores biológicos e comportamentais que a modificam[133].

**Erosão intrínseca**

Os ácidos endógenos de origem gástrica causam erosão intrínseca. O contacto direto e repetido do conteúdo gástrico com os dentes resultará na desmineralização dos tecidos duros dentários. Os factores etiológicos intrínsecos associados à erosão dentária estão listados abaixo[12]:

**A) Vómitos recorrentes**

**I . Condições médicas**

1. Perturbações gastrointestinais.

- Úlcera péptica
- Hérnia de hiato
- Obstrução intestinal

2. Doenças metabólicas e endócrinas

- Diabetes mellitus
- Insuficiência renal
- Hipertiroidismo
- Insuficiência adrenal

3. Doenças neurológicas e do SNC.

- Enxaquecas
- Doença de Ménière
- Neoplasias intracranianas

4. Síndrome do vómito cíclico.

**II . Efeitos secundários dos medicamentos**

Os medicamentos com efeitos eméticos centrais são:

- Agonistas da dopamina
- Analgésicos opiáceos
- Preparações de Digitalis
- Agente quimioterapêutico para o cancro

Os medicamentos com efeito secundário como vómitos devido a irritação gástrica incluem:

- Aspirina

- Diuréticos
- Álcool

Alguns destes medicamentos, como os analgésicos opiáceos e os agentes quimioterapêuticos para o cancro, também podem ter um efeito secundário hipossalivador que aumenta ainda mais o risco de erosão.

**III Síndrome do vómito psicogénico**

A síndrome do vómito psicogénico envolve vómitos recorrentes, principalmente em mulheres jovens, que podem ser causados por uma perturbação emocional subjacente (Lee Feldman 1998). Verifica-se que os casos estão associados a uma erosão dentária extensa[12].

**IV Perturbações do comportamento alimentar**

Os distúrbios alimentares com uma componente bulímica são considerados como a principal causa de erosão dentária devido a vómitos crónicos. (Scheutzel 1996). A anorexia nervosa e a bulimia nervosa são distúrbios de personalidade amplamente reconhecidos que são mais frequentemente encontrados em mulheres jovens entre os 20 e os 30 anos de idade que estão persistentemente demasiado preocupadas com a forma e o peso do seu corpo,

A anorexia nervosa "restritiva" ou "de abstinência" é caracterizada por uma profunda perda de peso devido a restrições alimentares extremas, mas geralmente não envolve vómitos auto-induzidos. Esta perturbação tem sido mais associada à erosão dentária das superfícies faciais dos dentes devido a uma predisposição para o consumo excessivo de citrinos e sumos (Hurst et. Al. 1977, Scheutzel 1996).

A anorexia nervosa "bulímica" ou "de vómito" caracteriza-se por uma profunda perda de peso devido a vómitos auto-induzidos e/ou abuso de laxantes, para além de restrições alimentares.

Além disso, muitos anorécticos e bulímicos podem estar a tomar medicamentos com efeitos secundários hipossalivadores que podem exacerbar os danos nos dentes causados por ácidos intrínsecos ou extrínsecos.

A partir da literatura e de estudos epidemiológicos observacionais que apoiam uma relação entre distúrbios alimentares e erosão dentária, conclui-se que existe uma maior prevalência de desgaste dentário em bulímicas com vómitos do que em controlos. (Rob et. Al. 1995), Rytomaa et al. 1998). Jones e Cleaton - Jones (1989) observou erosão em 69% de um grupo de mulheres bulímicas e apenas 7% de um grupo de controlo.

**V Alcoolismo crónico e consumo excessivo de álcool**

Vários relatos de casos associaram o alcoolismo crónico à erosão dentária (Simmons e Thompson 1987, Smith e Rob 1989, O'Sullivan e Curzon 1998). Dois estudos de controlo de casos também encontraram uma relação entre o consumo de álcool e a erosão dentária. (Rob e Smith 1990, Hede 1996). A extensão da erosão dentária parece estar relacionada com a frequência e a duração do abuso de álcool.

a. A erosão dentária devida ao abuso de álcool pode ser causada por

- Factores intrínsecos
- Factores extrínsecos

b. Factores intrínsecos

- Efeito emético central do álcool
- Efeito emético secundário devido a irritação gástrica.
- O consumo excessivo de álcool pode levar a problemas crónicos de refluxo gastro-esofágico.

c. Factores extrínsecos

- Tipo de bebidas alcoólicas que são ingeridas, ou seja, por vezes os álcoois são misturados com misturas ácidas de citrinos que tendem a ter um pH muito baixo, possuindo assim um elevado potencial de efeito erosivo.

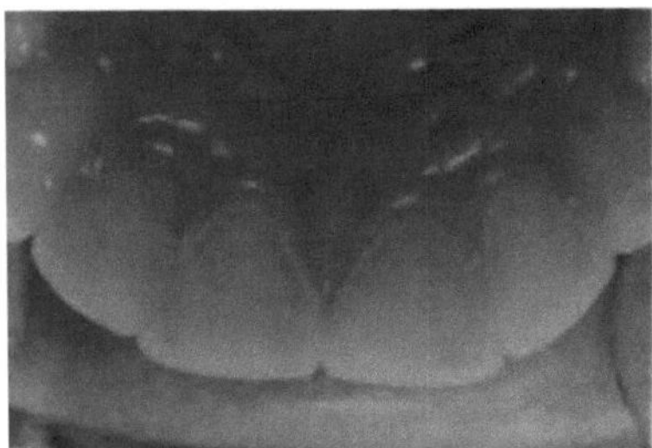

*Erosão palatina grave numa doente de 22 anos, bulímica, que vomitou 3-4 vezes por semana durante um período de 5 anos*

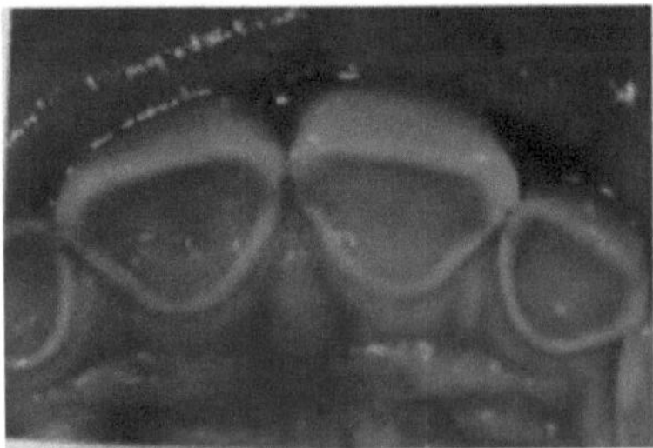

*Erosão palatina grave numa doente de 31 anos que regurgitava cronicamente devido a um mau funcionamento do esfíncter esofágico*

**VI Gravidez - vómitos induzidos**

Devido à natureza transitória deste problema, não é geralmente considerado como um fator de risco importante.

**B) Regurgitação :-**

Recentemente, tem sido dada uma atenção considerável à possibilidade de a doença do refluxo gastroesofágico (DRGE) poder ser um importante fator de risco para a erosão dentária.[167]

DRGE é um termo utilizado para descrever indivíduos com qualquer condição clínica sintomática ou alteração histopatológica que resulte do refluxo gastro-esofágico. Embora os sintomas mais comuns da DRGE incluam azia, regurgitação ácida e disfagia, a DRGE só pode ser considerada como um fator que contribui para a erosão dentária quando o refluxo gastro-esofágico é acompanhado de regurgitação.

A regurgitação ocorre quando o refluxo ácido passa através do esfíncter esofágico superior para a faringe (ex.: Como no caso de um mau funcionamento do esfíncter esofágico para a faringe). O refluxo precisa de entrar em contacto direto com os dentes para ter um efeito erosivo.[26,12]

Estudos demonstraram que o refluxo é uma mistura heterogénea de ácido gástrico, pequenas quantidades de partículas de alimentos não digeridas e pepsina, bem como ácidos biliares e tripsina quando há refluxo duodenogástrico associado. A pepsina e outras enzimas digestivas podem estar envolvidas na patogénese da erosão dentária ao perturbar a integridade da película adquirida e ao quebrar as mucinas salivares, reduzindo assim as suas propriedades protectoras dos dentes.

Existe um paralelismo interessante entre a DRGE e a erosão dentária no que respeita à secreção salivar. A saliva é importante na depuração esofágica e na neutralização do refluxo ácido e a função salivar diminuída é considerada um fator que contribui para a DRGE.

Assim, os indivíduos com disfunção salivar podem estar em duplo risco devido a um risco acrescido de DRGE e a uma maior suscetibilidade à erosão devido à eliminação prolongada de ácido da boca.

**C) Ruminação :-**

A ruminação é um síndroma que consiste na regurgitação repetitiva e sem esforço de alimentos não digeridos do estômago poucos minutos depois de uma refeição, que são depois engolidos, deglutidos novamente ou, por vezes, expectorados. Normalmente, esta perturbação pode ser encontrada em bebés, com um início típico entre os 3 e os 6 meses de idade, especialmente em doentes com deficiência mental institucionalizados. Mas, mais recentemente, esta perturbação tem sido cada vez mais descrita em adultos com inteligência normal.

A erosão dentária pode apresentar-se em diferentes locais da dentição, dependendo do comportamento de ruminação, que pode envolver a retenção de material regurgitado no palato ou no vestíbulo bucal e diferentes padrões de mastigação.

**EROSÃO EXTRÍNSECA**

Os factores extrínsecos [167] relacionados com a erosão dentária incluem

(I) Ambientais (factores profissionais)

(II) Factores dietéticos.

(III) Ácidos de origem medicinal.

**I. Factores ambientais (profissionais)**

Qualquer procedimento de processamento industrial que exponha os trabalhadores a fumos ácidos ou aerossóis tem o potencial de causar erosão dentária.

**Dentes afectados** - são principalmente os dentes anteriores, embora também tenha sido relatado um aumento da taxa de desgaste dentário dos dentes posteriores. A respiração bucal é considerada um fator contribuinte importante. Os ácidos implicados são o ácido sulfúrico, o ácido nítrico e o ácido clorídrico, de acordo com as provas obtidas em estudos invitro, estudos transversais e estudos de caso-controlo.

As profissões em risco incluem:

- Galvanização
- Galvanoplastia.
- Gravura em metal e vidro.
- Impressão.
- Munições.
- Fabrico de baterias, fertilizantes e produtos químicos.
- Natação de competição.
- Teste profissional de vinhos.

**II. Factores dietéticos :-**

Os factores dietéticos são considerados os mais importantes de todos os factores extrínsecos, porque o segmento mais vasto da população está em risco devido à maior tendência para o consumo de alimentos e bebidas ácidos.

Os estudos clínicos que implicam factores dietéticos envolveram ensaios clínicos, estudos epidemiológicos observacionais, relatórios de casos, estudos clínicos experimentais, estudos em animais e estudos invitro. De todos estes estudos, os seguintes factores dietéticos foram implicados na erosão dentária [167].

- Sumos de citrinos e outros sumos de fruta ácida.
- Bebidas gaseificadas ácidas.
- Bebidas ácidas não carbonatadas.
- Bebidas desportivas ácidas.
- Citrinos e outros frutos ácidos e bagas.
- Molho para salada.
- Conservas de vinagre.
- Rebuçados ácidos com sabor a fruta.
- Sidra.
- Chás de ervas ácidos.

Os ácidos cítrico, fosfórico, málico e tartárico são os principais ácidos alimentares associados à erosão.

**Factores que influenciam o potencial erosivo dos alimentos e bebidas[52].**

**a. $p^H$**

O $p^H$ de uma substância alimentar por si só não é preditivo do seu potencial para causar erosão.

**b. Nível de acidez total ou ácido titulável**

O teor de ácido titulável é considerado mais importante do que o nível de $p^H$.

**c. Propriedades quelantes do cálcio**

Pode aumentar consideravelmente o potencial erosivo dos alimentos e bebidas.

**d. Concentração de cálcio, fosfato e fluoreto em alimentos ou bebidas**

O cálcio, o fosfato e os fluoretos têm um efeito protetor contra a erosão. Por exemplo, o iogurte, um alimento com baixo $p^H$ (3,8), não tem, no entanto, potencial erosivo devido ao seu elevado teor de cálcio e fosfato.

**e.** As propriedades físicas e químicas que afectam a aderência à superfície do esmalte e a estimulação do fluxo salivar também afectam o potencial erosivo ou os factores alimentares.

Assim, pode ser possível reduzir o potencial erosivo das bebidas modificando a quantidade e o tipo de ácido utilizado e suplementando com cálcio e fosfato.

**111. Ácidos de origem medicinal[51]:**

A utilização frequente de medicamentos ácidos que entram em contacto direto com os dentes foi identificada como um fator etiológico da erosão dentária.

A partir de ensaios clínicos, estudos epidemiológicos, relatórios de casos e estudos invitro, os seguintes medicamentos foram implicados na etiologia da erosão dentária.

- Aspirina.
- Ácido clorídrico líquido.
- Cocaína.
- Tónicos de ferro.
- Produtos de higiene oral ácidos ou produtos com quelantes de cálcio.
- Substitutos ácidos da saliva e estimulantes do fluxo salivar.

**Estilo de vida (factores comportamentais)[133]**

A expressão clínica da erosão dentária é altamente variável, com alguns indivíduos experimentando a destruição total de seus dentes e outros mantendo a maior parte de sua estrutura dentária ao longo da vida. Embora seja provável que os factores biológicos sejam responsáveis por alguma da variabilidade, os seguintes factores comportamentais e de estilo de vida também devem ser considerados importantes na etiologia da erosão dentária[167].

Hábitos invulgares de beber, comer e engolir (por exemplo, manter uma bebida ácida na boca antes de engolir) aumentam o tempo de contacto de uma substância ácida com os dentes, aumentando assim o risco de erosão.

Observa-se uma erosão severa das superfícies faciais dos dentes anteriores superiores devido ao facto de os indivíduos colocarem uma rodela de limão sob o lábio superior enquanto correm longas distâncias.

O consumo de bebidas ácidas durante a noite também é considerado um fator de risco, especialmente nas crianças.

Um estilo de vida mais saudável que inclua uma dieta rica em frutos e vegetais ácidos pode sujeitar os dentes a um risco acrescido de erosão. Dietas frequentes com elevado consumo de citrinos e sumos de fruta como parte de um plano de redução de peso também podem ser um fator de risco.

Actividades desportivas e exercícios extenuantes podem levar a um maior risco de erosão se a ingestão frequente de bebidas desportivas ácidas, sumos de fruta e outras bebidas ácidas for utilizada para reposição de fluidos e energia.

Este problema pode ser agravado pela diminuição do fluxo salivar secundária ao aumento da perda de fluidos associada ao exercício extenuante.

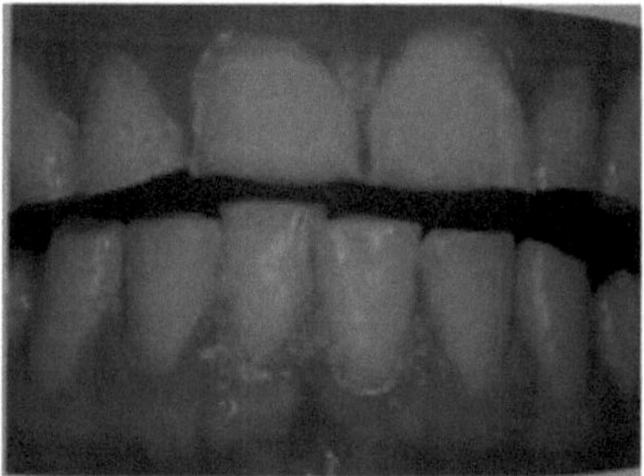

*Erosão grave da superfície facial dos dentes anteriores superiores num doente de 27 anos de idade que colocou rodelas de limão debaixo do lábio superior durante uma corrida de longa distância*

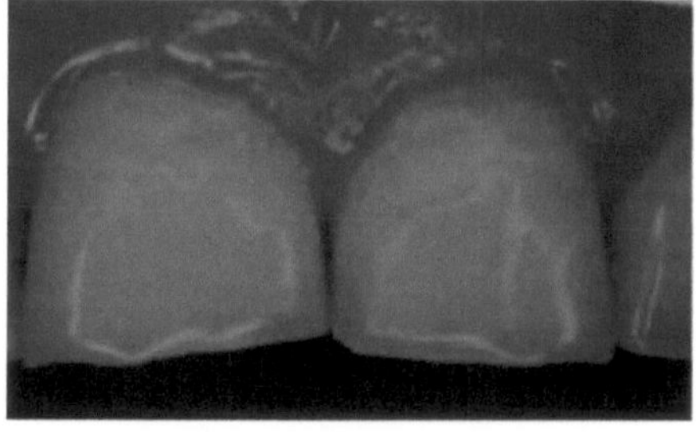

*Erosão ligeiro-facial numa doente de 25 anos de idade que consumia 10 a 15 rebuçados sem açúcar por dia. Verificou-se que a doente apresentava uma taxa de fluxo salivar não estimulada e uma capacidade tampão baixas*

**DINÂMICA DA EROSÃO DENTÁRIA**

Muito pouco se sabe sobre a história natural do processo de erosão. A maioria das investigações laboratoriais sobre a erosão tem-se centrado apenas nas consequências dos efeitos imediatos da exposição dos dentes a um desafio ácido. No entanto, a expressão clínica da erosão sugere que o processo de erosão é muito mais complexo[167].

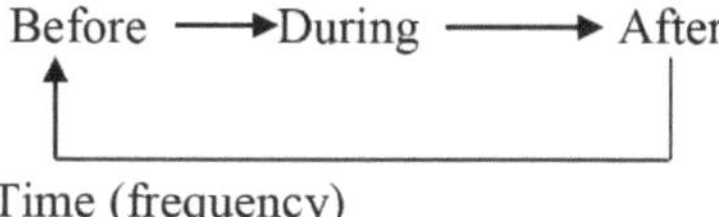

***Interação entre factores comportamentais e biológicos***

O processo de erosão é grandemente influenciado pelo que se passa antes, durante e após o desafio erosivo. A expressão clínica variável da erosão pode ser explicada pela interação complexa entre factores comportamentais e biológicos que ocorrem ao longo do tempo. Os factores comportamentais foram discutidos acima. Os factores biológicos que modificam o potencial erosivo são os seguintes

- Saliva - caudal, composição, capacidade de tamponamento, pH.
- Propriedades e espessura da película adquirida que limitam a difusão.
- Composição e estrutura dos dentes.
- Anatomia dentária e oclusão.
- Anatomia dos tecidos moles orais em relação aos dentes.
- Movimentos fisiológicos dos tecidos moles.

Assim, a etiologia da erosão do esmalte deve ser considerada em termos de um processo dinâmico que ocorre ao longo do tempo. O que ocorre depois, antes e durante um desafio erosivo determinará se ocorrerá uma perda permanente e progressiva da estrutura dentária. Por exemplo, o tratamento com flúor antes de um desafio erosivo pode diminuir a suscetibilidade do esmalte a um desafio erosivo subsequente.

As outras causas de desgaste dentário, ou seja, a abrasão e a atrição, são aceleradas pela erosão e vice-versa.

## PAPEL DA PELÍCULA NO DESGASTE

Todas as superfícies intra-orais, incluindo os dentes e quaisquer restaurações, são cobertas por um revestimento orgânico fino, com 0,1 a 0,7um de espessura, de material exógeno precipitado rico em aminoácidos provenientes da saliva, denominado película adquirida. A película penetra no esmalte de forma dendrítica ao longo de vários micrómetros. Também preenche pequenos defeitos na superfície do esmalte e fendas estreitas entre os dentes e as restaurações.

Este biofilme rico em glicoproteínas funciona como uma barreira de difusão parcial e como um lubrificante para proteger a superfície do dente contra o desgaste excessivo.

Para que a abrasão progrida, a película deve ser removida. A escovagem normal dos dentes não afecta a película, mas a escovagem excessiva com uma pasta dentífrica abrasiva pode remover a película. Os ácidos intrínsecos e extrínsecos também afectam a película, reduzindo o seu efeito protetor. A película reformar-se-á rapidamente após ter sido removida, começando imediatamente após a retirada do agente abrasivo ou erosivo. Assim, existe uma relação dinâmica entre o desgaste e a formação da película.

**II PERDA DO PERIODONTO**

A segunda e provavelmente mais comum causa de exposição da dentina é a perda do periodonto, ou seja, a recessão gengival. A hipersensibilidade da dentina foi descrita como uma condição enigmática por Johnson et.al. em 1982, assim como a recessão gengival. A recessão gengival e a subsequente exposição da raiz permitem uma exposição mais rápida e extensa da dentina porque a camada de cemento sobrejacente é fina, mais macia do que o esmalte e, por conseguinte, mais facilmente removida.

Vários factores que têm sido implicados na etiologia da recessão gengival são discutidos abaixo.[51]

1. A anatomia do osso alveolar e do dente, bem como a posição do dente:

O fator predisponente mais frequentemente citado é a anatomia do osso alveolar e, em particular, a placa labial. Assim, a placa labial fina, fenestrada ou ausente é considerada como o principal fator predisponente da recessão gengival. A posição do dente e a anatomia do dente podem, por si só, influenciar a espessura do osso alveolar, influenciando assim a recessão.

O movimento dentário ortodôntico pode mover os dentes através da placa vestibular, predispondo à recessão.

2. O avanço da idade.

3. Infecções gengivais agudas.

Por exemplo, periodontite ulcerativa necrosante aguda.

4. Periodontite crónica.

5. Traumatismos agudos e crónicos.

Procedimentos periodontais não cirúrgicos e cirúrgicos, impactação de objectos estranhos na gengiva ou lesões fictícias por hábitos como coçar as unhas podem causar recessão.

No entanto, a maior parte da atenção tem-se centrado no papel da escovagem dos dentes como fator etiológico do trauma gengival e da recessão. A superfície e a distribuição local da recessão estão relacionadas com os hábitos de escovagem dos dentes e as superfícies dentárias mais limpas apresentam maior recessão vestibular.

6. Outros factores

a. Frenalpull na margem gengival.

b. Traumatismo oclusal.

c. Stress emocional.

Em resumo, a recessão gengival pode ser observada numa idade jovem, embora seja difícil de detetar e aumente em prevalência e gravidade com a idade. Parece ter uma predisposição multifatorial e etiologia; as caraterísticas anatómicas e o trauma crónico parecem ter uma importância considerável, particularmente nos locais de recessão bucal.

**Duas fases no desenvolvimento da hipersensibilidade dentinária**

Quando a dentina é exposta por recessão gengival ou perda de esmalte, a sensibilidade só pode ser iniciada se os túbulos forem abertos na superfície da dentina. Assim, em resumo, parece haver duas fases para o desenvolvimento da sensibilidade dentinária.

Em primeiro lugar, a localização da lesão pela exposição da dentina e, em seguida, o início da lesão pela abertura dos túbulos dentários.

Num determinado local cervical de predileção da condição, a localização da lesão resultará principalmente de abrasão, erosão e recessão gengival. A evidência clínica indica que a recessão gengival é responsável por uma maior exposição da área de dentina do que a perda de esmalte cervical. O início da lesão requer a remoção do esmalte ou do cemento e a abertura dos túbulos dentinários, o que pode ser conseguido através dos efeitos cumulativos de diferentes agentes abrasivos e erosivos. [3]

## SENSIBILIDADE PÓS-OPERATÓRIA

A hipersensibilidade dentinária, tal como definida anteriormente, é uma dor curta e aguda que surge na dentina exposta em resposta a estímulos tipicamente térmicos, evaporativos, tácteis, osmóticos ou químicos e que não pode ser atribuída a qualquer outra forma de defeito ou patologia dentária para além da dentina exposta. Este tipo de desconforto pode estar associado a procedimentos de branqueamento e restaurações diretas ou indirectas e é referido como "sensibilidade pós-operatória".

A discussão seguinte aborda a incidência, os factores contribuintes e a prevenção da sensibilidade pós-operatória associada aos procedimentos de branqueamento e aos procedimentos de restauração.

**Branqueamento dentário :**

**Incidência**

A sensibilidade dentária é o principal efeito secundário associado aos procedimentos de branqueamento dentário em casa, mas a incidência registada em ensaios clínicos variou entre menos de 10% e mais de 50%. A sensibilidade é transitória e resolve-se com o tempo. Os pacientes que mudaram a solução de branqueamento mais do que uma vez por dia registaram estatisticamente mais efeitos secundários do que aqueles que não mudaram a solução de branqueamento durante o tempo de utilização.

**Factores contribuintes**

A etiologia exacta da sensibilidade dentária associada ao branqueamento é desconhecida, mas ocorre mais frequentemente em doentes com história de sensibilidade dentária. Vários factores contribuintes, incluindo recessão gengival[91], mudanças mais frequentes do gel branqueador e pressão da própria moldeira, foram identificados. Uma maior incidência de sensibilidade está associada a tempos de aplicação mais longos e a concentrações mais elevadas.

A recessão gengival não conduz diretamente à hipersensibilidade cervical, mas aumenta certamente a sua probabilidade ao expor as superfícies radiculares ao ambiente oral. As soluções de branqueamento de base anidra podem causar mais efeitos secundários devido ao seu efeito de secagem nos dentes e na gengiva. É também importante reconhecer que a fácil passagem do peróxido de carbamida a 10% através do esmalte e da dentina até à polpa em 15 minutos pode causar pulpite reversível em doentes com baixo limiar de dor e, consequentemente, sensibilidade dentária.

**Prevenção**

Os seguintes métodos são recomendados para reduzir a incidência de efeitos secundários (sensibilidade dentária e irritação gengival) associados ao branqueamento (NGVB)

Deve ser obtido um historial de saúde completo que avalie alergias e sensibilidades conhecidas a peróxidos, vinil1, glicerina, etc. e, especialmente, um historial de dentes sensíveis.

Deve ser efectuado um exame oral completo de cada doente, incluindo uma avaliação da recessão gengival, cemento exposto, restaurações defeituosas, cáries, sensibilidade dentária, patose pulpar ou outras condições que possam contribuir para uma sensibilidade adicional. A sensibilidade a um jato de ar ou a um explorador também podem ser sinais de aviso.

A troca da solução de clareamento durante um período de 24 horas deve ser eliminada. No caso de sensibilidade inicial, o doente deve ser instruído para uma das seguintes medidas: interromper a aplicação durante um dia; reduzir o tempo de aplicação e, em seguida, aumentar gradualmente até ao valor ideal; reduzir a frequência de aplicação; diminuir a quantidade de solução de branqueamento na proteção; ou esculpir a proteção para reduzir o contacto com os tecidos moles.

O doente deve ser reavaliado se ocorrer sensibilidade ou irritação durante mais de uma semana após o início do procedimento com o NGVB. A técnica de inserção e remoção deve ser observada para verificar se o doente está a raspar a gengiva com as unhas ou a utilizar uma via de inserção inadequada. Se o protetor tiver de ser refeito, deve ser feita uma nova moldagem. Antes de fabricar a moldeira, as áreas com cortes inferiores graves devem ser bloqueadas. Quando são utilizados agentes branqueadores mais viscosos, a proteção deve ser cortada de modo a cobrir apenas o esmalte. A proteção deve ficar 1 mm aquém da junção cemento-esmalte.

Com a utilização de produtos de concentração mais elevada, os tempos de aplicação mais curtos têm menos probabilidades de resultar em sensibilidade. A maioria dos produtos de branqueamento caseiro do tipo gel contém glicerina, um dessecante que pode contribuir para a sensibilidade dentária. Devido a este facto, pelo menos um fabricante substituiu a glicerina por propilenoglicol como base do gel (Nite White Excel). Vários produtos caseiros contêm flúor e nitrato de potássio para ajudar a limitar a sensibilidade (por exemplo, Opalescence PF).

**Tratamento**

A sensibilidade dentária, que ocorre em associação com o branqueamento dentário caseiro, pode ser tratada com uma abordagem "passiva" ou "ativa"[78]. A abordagem passiva está relacionada com o tempo; o doente é instruído para reduzir o tempo e/ou a frequência da aplicação. Outra recomendação típica é a interrupção do branqueamento durante 24 a 48 horas. Como uma abordagem mais ativa para o tratamento da sensibilidade associada ao branqueamento dentário, os géis dessensibilizantes contendo 5% de nitrato de potássio e 1.000 ppm de ião fluoreto (ex. UltraEZ) podem ser aplicados usando a moldeira de branqueamento. Uma abordagem semelhante, mas menos dispendiosa, envolve a aplicação de um dentífrico dessensibilizante de nitrato de potássio na moldeira personalizada.

**Restaurações diretas**

**Incidência**

Menos de 50% dos dentes restaurados têm sensibilidade térmica pós-operatória imediatamente após o tratamento; a maioria é relativamente pequena e transitória e raramente está presente 30 dias após o tratamento[92]. A sensibilidade pós-operatória tem sido uma preocupação dos dentistas durante muitos anos e é responsável pelo uso tradicionalmente generalizado de vernizes, liners e bases. Recentemente, a utilização de agentes de proteção da polpa diminuiu à medida que os compósitos e os adesivos e selantes de resina aumentaram. O pressuposto tem sido que estes materiais de resina podem selar a dentina adequadamente e, portanto, podem reduzir a sensibilidade[151].

**Etiologia**

A sensibilidade pós-operatória associada a compósitos posteriores, particularmente quando provocada por pressão de mordida, é provavelmente causada pela presença de um espaço cheio de fluido por baixo da restauração. A função oclusal sobre a restauração pode estimular o rápido fluxo de fluido para fora, que está relacionado com a hipersensibilidade dentinária, tal como descrito pela teoria hidrodinâmica.

Um espaço preenchido por fluido é mais provável com restaurações oclusais de superfície única porque têm um fator de configuração elevado (fator C).

Nos anos 80, quando os compósitos eram menos preenchidos e os sistemas de ligação não eram tão fiáveis e fortes, era muito possível que as tensões de retração da cura do compósito deslocassem as superfícies recém-ligadas e criassem aberturas marginais. As consequências do processo foram analisadas por **Feilzer e outros** e descritas em termos de fator de configuração (fator C).

O fator de configuração é a relação entre a área de superfície das paredes fixas que delimitam uma preparação dentária e as paredes não delimitadas. É também a relação entre as superfícies ligadas (fluxo - inactivas) e as superfícies livres (fluxo - activas) não delimitadas.

O fator C para restaurações dentárias varia tipicamente entre 0,1 e 5,0, com valores maiores a indicar uma maior probabilidade de tensões interfaciais elevadas, ou seja, maior tensão de contração na ligação adesiva.

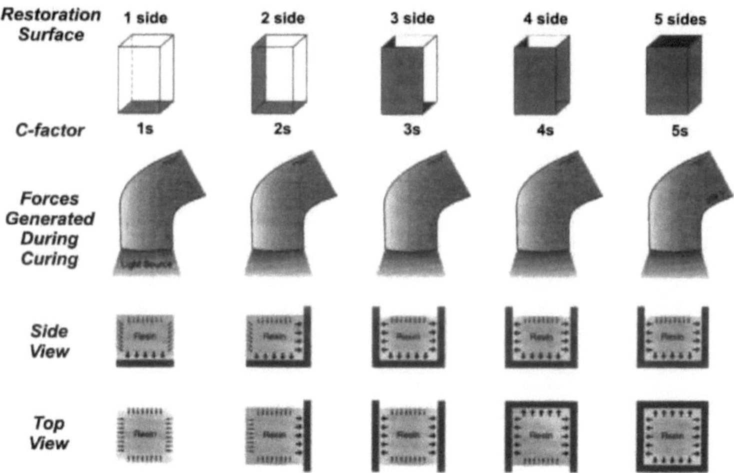


O fator de configuração (fator C) é a relação entre o número de superfícies ligadas dividido pelo número de superfícies não ligadas. À medida que o fator de configuração aumenta, os efeitos da tensão de polimerização e da deformação tornam-se mais significativos na manutenção da vedação

Apenas a superfície livre de uma restauração de resina, que não está restringida pela ligação às paredes da cavidade, pode atuar como um reservatório para a deformação plástica na fase inicial da polimerização e pode distorcer-se para acomodar a compensação. Se a superfície livre para contração for muito pequena comparada com a área de superfície da interface entre o dente e a restauração, então a rutura da ligação do compósito à dentina é favorecida pela contração em direção à superfície.

As superfícies delimitadas de esmalte e dentina podem sofrer alguma tensão local, o que pode reduzir a resistência da camada de ligação recentemente formada.

Quanto maior for a relação entre as superfícies de resina ligada e livre, menor será o fluxo e, por conseguinte, menor será a compensação da tensão de contração.

**Implicações clínicas**

- À medida que o fator C aumenta, a polimerização em rampa, em degrau e por impulsos torna-se uma forma eficaz de reduzir a abertura marginal e a tensão da cúspide devido à contração da polimerização.
- Numa restauração de classe V, um desenho de cavidade mais plano e em forma de cunha seria preferível ao típico preparo de cinco paredes com junta de topo.
- Levando isto um pouco mais longe, a utilização de um material de base, como o cimento de ionómero de vidro, dentro da preparação da cavidade (restauração em sanduíche) diminui o volume da porção de resina composta da restauração , gerando assim mais superfície de restauração livre em relação à menor quantidade de resina.

**Prevenção**

São utilizados vários métodos para evitar a sensibilidade pós-operatória com restaurações posteriores de compósito. Em primeiro lugar, o compósito deve ser colocado e polimerizado de forma incremental. Além disso, a ativação da luz "soft-start", incluindo os métodos de passo, rampa e atraso de pulso, pode diminuir a taxa de desenvolvimento de tensão de contração de polimerização, o que pode reduzir a sensibilidade pós-operatória.

O tipo de adesivo, e a forma como é utilizado, tem alguma influência na sensibilidade pós-operatória. Quando a camada de smear layer é completamente removida pelo condicionamento ácido, os túbulos dentinários ficam expostos e alargados. A menos que o adesivo de resina sele bem esta superfície, existe o potencial de sensibilidade. Os sistemas autocondicionantes tendem a modificar em vez de remover a camada de smear layer, e a impregnação de resina ocorre simultaneamente com o condicionamento. Portanto, é menos provável que os túbulos sejam abertos, o selamento da superfície é mais previsível e a sensibilidade pós-operatória é menos provável de ocorrer. [151,133]

Ao utilizar o sistema adesivo total-etch, o clínico pode considerar várias opções para prevenir a sensibilidade pós-operatória. Muitos destes sistemas, especialmente os que contêm acetona como solvente, aderem melhor a uma superfície de dentina condicionada húmida. Os agentes de re-humidificação, como o Gluma Desensitizer ou o Aqua Prep F, ambos contendo água e HEMA, demonstraram melhorar a força de adesão à dentina dos adesivos de condicionamento total. Os adesivos preenchidos, as resinas fluidas e as múltiplas camadas de adesivo parecem reduzir a sensibilidade pós-operatória. Cada um deles pode melhorar o selamento da dentina com resina e, como são mais espessos do que o adesivo, podem aliviar as tensões associadas à contração da polimerização do material compósito. Outro método simples e previsível para reduzir a sensibilidade pós-operatória tem sido a aplicação de um revestimento de ionómero de vidro modificado por resina (por exemplo, Vitrebond e Fuji lining LC).

A GRAPHIC DEPICTION OF COMMON CURING MODES, ALSO KNOWN AS ENERGY APPLICATION SEQUENCES.

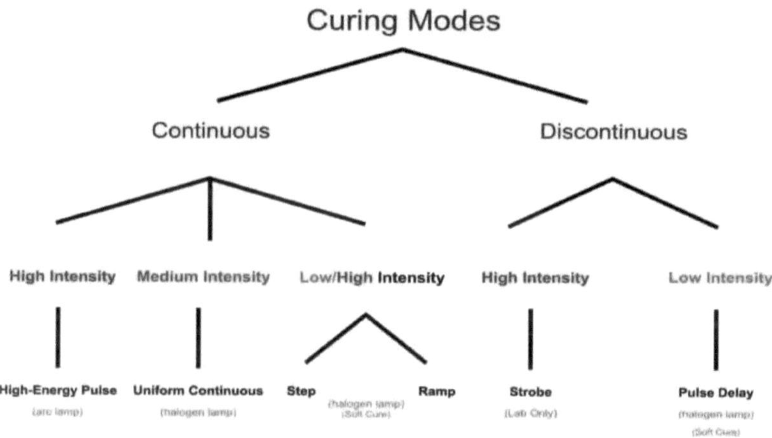


## Restaurações indirectas

### Factores contributivos

Vários factores predispõem os dentes com restaurações indirectas à sensibilidade pós-operatória. Estes dentes têm tipicamente um historial de insultos traumáticos devido a uma combinação de cáries, fracturas e restaurações anteriores. Como resultado, é menos provável que o tecido pulpar esteja saudável. Para além disso, e especialmente com preparações de coroas completas, milhões de túbulos dentinários são abertos à medida que o esmalte é removido dos dentes, aumentando consideravelmente o potencial de fluxo de fluidos e sensibilidade. A dessecação e o calor de fricção durante a preparação dos dentes e a fuga microbiana durante a fase provisória também podem contribuir para o aumento da sensibilidade. Também nas restaurações fixadas com resina, a tensão de contração da polimerização é um problema potencial.

### Incidência

A sensibilidade pós-cimentação associada ao cimento de ionómero de vidro é relativamente baixa[22].

Ocorre menos frequentemente com os sistemas de cimento resinoso auto-condicionante do que com os cimentos resinosos que dependem da técnica de condicionamento total.

**Prevenção**

Uma técnica de preparação cuidadosa (por exemplo, água de refrigeração adequada) é essencial para prevenir a sensibilidade pós-operatória. As coroas provisórias devem encaixar bem para evitar fugas bacterianas, e a coroa definitiva deve ser cimentada o mais rapidamente possível. Para cimentar com ionómeros de vidro convencionais ou modificados por resina, a superfície da dentina deve ser limpa e mantida húmida (não dessecada) até que a coroa seja cimentada. Regra geral, quando se utilizam adesivos total-etch, deve ser utilizada uma técnica de ligação húmida. Também pode ser utilizado um material como o dessensibilizante Gluma, que tem propriedades antibacterianas e seladoras, para reduzir a sensibilidade pós-cimentação.

Métodos de preparação e restauração adequados, bem como a seleção de materiais adesivos e de cimentação apropriados, podem diminuir a incidência de sensibilidade pós-operatória. Os desenvolvimentos em curso nas técnicas e materiais são susceptíveis de diminuir este problema no futuro.

# Capítulo 7: Prevalência e distribuição

## PREVALÊNCIA

Considerando a quantidade de investigação sobre a sensibilidade dentinária, existe relativamente pouca informação disponível sobre a sua prevalência efectiva. No seu recente inquérito sobre a sensibilidade dentinária cervical auto-relatada, Murray e Roberts em 1994 sublinham, sem os citar explicitamente, que apenas oito estudos de prevalência de dentes sensíveis foram publicados desde 1958.

Alguns dos estudos epidemiológicos para determinar a prevalência da sensibilidade dentinária são discutidos a seguir:[48]

**1. Em 1958, Abet** estimou que a sensibilidade dentinária afectava cerca de 25% dos seus pacientes. Não foram fornecidos números para apoiar estas observações e o método de avaliação não foi descrito.

**2. Em 1964, Jensen** realizou um inquérito a mais de 3000 pacientes que receberam cuidados dentários. Relatou que mais de 30% sentiam dor provocada por um elixir de água fria. A fundamentação e os métodos estão bem documentados, mas faltavam pormenores sobre a população da amostra.

**3.** Um dos primeiros estudos especificamente epidemiológicos sobre a prevalência foi efectuado por **Graf e Galasee em 1977.** 351 pacientes, com idades compreendidas entre os 7 e os 69 anos, foram avaliados quanto à sensibilidade dentinária através de um questionário e da estimulação tátil das áreas cervicais de todos os dentes com uma sonda. 14,5% dos pacientes apresentavam dentes hipersensíveis.

**4. Flynn et al 1985 e Fischer et al 1992.** Estes investigadores utilizaram um questionário e testes intra-orais que consistiam em sopros de ar e estimulação por sonda nos pacientes que tinham respondido positivamente ao questionário.

Flynn et al. (1985) descobriram que a taxa de prevalência de sensibilidade dentinária auto-relatada, quando especificamente questionada, era de 28%, o que concordava com os 25% registados por Fischer et al. (1992).

Os testes clínicos revelaram valores de prevalência mais baixos, 18% por Flynn et al. e 17% por Fischer et al.

Esta discrepância entre os resultados auto-relatados e os clínicos mostra como os relatórios de prevalência sobre a sensibilidade dentinária devem ser interpretados com cautela.

**5. Murray e Roberts (1994)** entrevistaram cerca de 1000 pessoas selecionadas aleatoriamente e registaram uma taxa de prevalência entre 13% e 18%.

**"Assim, a partir da revisão dos estudos de prevalência, conclui-se que a taxa de prevalência da sensibilidade dentinária se situa entre 15 e 18% da população estudada, tendo sido registada uma variação mais ampla de 8 a 30%, quando foram utilizados métodos de auto-relato ou de diagnóstico menos precisos.**

No entanto, estudos bem conduzidos em populações maiores, utilizando uma metodologia normalizada aceite, tanto para o questionário como para o exame clínico, são essenciais para uma identificação correta e para uma prevenção e tratamento bem sucedidos da doença.

## IDADE DE OCORRÊNCIA

A faixa etária para a sensibilidade dentinária é ampla, abrangendo desde o início da adolescência até mais de 70 anos, como referido por Fischer et all. 1992.

O pico de incidência situa-se entre os 20 e os 40 anos (Graf e Galasse 1977, Flynn et al 1985)[3].

A prevalência comum da condição durante a terceira e quarta décadas pode estar relacionada com o aparecimento e progressão da recessão gengival durante essas décadas.

A aparente queda paradoxal da prevalência nas últimas décadas reflecte provavelmente as alterações da idade na dentina e na polpa, reduzindo tanto a sensibilidade da dentina como a resposta pulpar.

Curiosamente, inquéritos recentes por questionário sobre a hipersensibilidade dentinária entre os pacientes encaminhados para uma unidade especializada em periodontologia revelaram incidências muito mais elevadas (Chabanski et al 1996), o que confirmou um relatório anterior de Collaert e Speelman 1991.

De acordo com eles, o pico de incidência foi na quinta década. Os autores concluíram que a doença periodontal e/ou o tratamento periodontal predispõe o dente à sensibilidade dentinária, presumivelmente através de ambos terem efeitos na dentina e na recessão gengival. Uma interpretação alternativa poderia ser que parte da sensibilidade pode não ser verdadeira sensibilidade dentinária, pois sabe-se que na doença periodontal os organismos penetram nos túbulos dentinários a uma distância considerável. As respostas pulpares a essas bactérias poderiam induzir um estado de sensibilidade, que pode ser diferente da verdadeira sensibilidade dentinária.

## DIFERENÇAS DE GÉNERO

De acordo com os inquéritos realizados por Graf e Galasee 1977, Flynn et al 1985, Addy et al 1987, Orchardson e Collins 1987[(141)], as mulheres são proporcionalmente mais afectadas do que os homens.[3]

No entanto, essas diferenças não atingem significância estatística, deixando a questão de saber se não existem diferenças ou se os estudos não têm potência suficiente para detetar diferenças.

Se as diferenças entre géneros existirem de facto, podem estar relacionadas com a melhor higiene oral das mulheres em comparação com os homens, particularmente nos locais bucais (Buckley 1981, Dummer et al 1987). Adicionalmente, as diferenças na dieta, favorecendo alimentos e bebidas "saudáveis", mas frequentemente ácidos, nas mulheres, podem ser relevantes.

Em alternativa, a diferença aparente entre os géneros pode apenas refletir a maior frequência de consultas dentárias por parte das mulheres, o que enviesa os inquéritos realizados neste ambiente.

Foi sugerido que existe uma incidência sazonal de sensibilidade dentinária (Franken 1931, Addy 1992), sendo a condição mais grave no inverno e no início da primavera do que no verão. A sensibilidade ao frio é a queixa mais importante de 8291,3% dos doentes.

**Distribuição da hipersensibilidade dentinária**

Estudos da distribuição intra-oral da sensibilidade mostraram que a área cervical vestibular dos dentes é o local mais comum de predileção para a sensibilidade dentinária (Jensen 1964,[3]Graf e Galasse 1977, Flynn et al 1985, Orchardson e Collins 1987)[141]. É de notar que o local acima referido é também o local de predileção para a recessão gengival e a área onde o esmalte é mais fino. Os agentes etiológicos associados à perda de esmalte e à recessão gengival são, portanto, susceptíveis de estar implicados na localização da lesão, se não na sua iniciação.

De acordo com a maioria dos estudos sobre a distribuição local, os dentes mais frequentemente afectados são os caninos e os primeiros pré-molares, seguidos dos incisivos e dos segundos pré-molares e, menos frequentemente, dos molares.

Addy et al (1987), num estudo clínico que envolveu 92 indivíduos com sensibilidade moderada a severa, mostrou que a recessão e a sensibilidade eram significativamente influenciadas pelo lado, sendo maiores no lado esquerdo. Este facto pode dever-se à predominância de indivíduos destros na população em geral, limpando as superfícies vestibulares do lado esquerdo de forma mais eficaz, e não tão agressiva, levando à perda de esmalte e recessão gengival no lado esquerdo.

No mesmo estudo, foi observada uma correlação significativamente negativa entre as pontuações da placa bucal e a sensibilidade.

**"Assim, a partir da revisão dos estudos sobre a distribuição intra-oral da sensibilidade dentinária, conclui-se que as superfícies vestibulares do lado esquerdo dos dentes nos cantos da arcada, com menos placa e mais recessão, são o local mais comum de predileção para a sensibilidade dentinária"[3].**

# Capítulo 8: Diagnóstico e diagnóstico diferencial

**Introdução**

A gestão eficaz de uma condição clínica baseia-se, idealmente, na compreensão da etiologia e dos mecanismos biológicos subjacentes. Um diagnóstico correto é o primeiro passo neste caminho. A hipersensibilidade dentinária é caracterizada por dores curtas e agudas que surgem tipicamente quando são aplicados estímulos térmicos, evaporativos, mecânicos ou osmóticos à dentina exposta. Existem outras causas possíveis de dor dentinária, que devem ser eliminadas através de um exame minucioso antes de se efetuar um diagnóstico de hipersensibilidade dentinária. O objetivo da discussão que se segue é rever a base geral das estratégias actuais de gestão da hipersensibilidade dentinária e também considerar possíveis tendências futuras nesta área.

Atualmente, é geralmente aceite que a maioria dos estímulos dentários causam dor através de um mecanismo hidrodinâmico.

**A hipótese hidrodinâmica continua a ser a explicação mais plausível para a sensibilidade da dentina.**

Os sintomas de sensibilidade são multifactoriais e tornam o diagnóstico diferencial da verdadeira hipersensibilidade dentinária um desafio. O diagnóstico da causa da sensibilidade dentária pode variar entre um dente com abcesso ou fissura, cárie dentária ou alguma forma de hipersensibilidade. Os sintomas de uma condição podem muitas vezes ser confundidos com outra

A garantia de um diagnóstico correto baseia-se na anamnese e no exame e deve ser compatível com o descritor clínico da definição. Tal como sugerido pela definição, a hipersensibilidade dentinária é uma dor que não pode ser atribuída a qualquer outra forma de defeito ou patologia dentária. Assim, a identificação da presença de outras condições é muito importante.

Outras causas de dor dentária tipicamente curta e aguda incluem:[58]

- Cáries
- Dentes lascados
- Restaurações fracturadas
- Fugas marginais à volta das restaurações
- Síndrome do dente rachado
- Alguns materiais de restauração
- Sulcos palato-gengivais

## DIAGNÓSTICO:

O primeiro passo no diagnóstico é a obtenção de uma história médica e dentária completa do paciente.

### Historial médico:

□ Considerações dietéticas, como a ingestão frequente de bebidas ácidas e bebidas de fruta, como o sumo de laranja.

□ Informações sobre as causas intrínsecas da erosão, tais como vómitos, regurgitação, distúrbios alimentares como a anorexia nervosa, etc.

□ Informações relativas à utilização excessiva de medicamentos ácidos, como a vitamina C ou a aspirina.

### História dentária

As informações essenciais a avaliar na história dentária incluem:

□ História e natureza da dor (aguda, baça ou latejante); a dor associada à hipersensibilidade dentinária é tipicamente curta e aguda.

□ O número e a localização dos dentes sensíveis e se os mesmos dentes estão sempre envolvidos.

□ A área do dente de onde provém a sensibilidade.

□ A intensidade da dor e quaisquer alterações - aumento, diminuição ou ausência de alterações na intensidade da dor aquando da aplicação de um estímulo.

□ A frequência e a duração de cada episódio.

□ Outros eventos relacionados, tais como tratamentos recentes de restauração ou periodontais e de higiene, alteração dos auxiliares ou do regime de higiene oral ou branqueamento caseiro.

## EXAME CLÍNICO:

Um exame clínico completo deve seguir-se à entrevista e incluir uma avaliação objetiva dos seguintes factores:

□ Exame tátil com um explorador dentário.

□ Controlo da sensibilidade com um fluxo de ar suave da seringa ar-água.

□ Resposta à percussão.

□ Sensibilidade à pressão da mordedura ou à libertação.

□ Duração da dor após a cessação do estímulo.

□ Exame radiográfico para deteção de cáries ou patologia periapical.

□ Exposição da dentina devido a recessão gengival ou perda de esmalte.

□ Evidência de cúspides fissuradas, restauração fracturada ou com fugas ou interferência oclusal e hiperfunção ou bruxismo.

**DIAGNÓSTICO DIFERENCIAL:**

Os factores a considerar no diagnóstico diferencial da hipersensibilidade dentinária são os seguintes

1. **Dente com abcesso ou não vital :**

Associado a radiolucência periapical ou fístula de drenagem, necrótico com sensibilidade à oclusão. Pode estar parcialmente necrosado num canal com tecido vital noutro local (os testes de vitalidade podem ser positivos). A dor ocorre normalmente de forma espontânea ou aquando da oclusão ou da batida.

2. **Dente rachado:**

Fratura vertical ou fratura parcial de uma só cúspide. A dor ocorre normalmente quando se liberta a pressão de mordida ou se bate numa única cúspide.

3. **Cáries dentárias:**

O maior grau de sensibilidade ocorre quando a cárie dentária atravessa a junção dentina-esmalte. À medida que a cárie penetra mais, a sensibilidade diminui até a polpa ficar envolvida.

4. **Recessão gengival:**

Ocorre quando uma grande porção da raiz é exposta devido ao envelhecimento, trauma mecânico, tração do frénulo e muito frequentemente após cirurgia periodontal.

5. **Abrasão da escova de dentes:**

Provocada pela utilização de uma escova de dentes dura ou de uma escova de dentes macia com pasta de dentes abrasiva ou por uma escovagem agressiva, geralmente localizada no lado oposto à mão dominante.

6. **Lesões de abfracção:**

Geralmente associados a traumatismos oclusais em que a coroa anatómica do dente apresenta flexão. Podem ser multifatoriais, onde forças abrasivas e erosivas se combinam para produzir a perda da superfície do dente.

7. **Lesões erosivas:**

Sempre associadas a factores intrínsecos ou extrínsecos responsáveis pela erosão. As lesões ácidas intrínsecas ocorrem tipicamente nas superfícies palatinas, enquanto as lesões ácidas extrínsecas tendem a ocorrer nas superfícies vestibulares.

**8. Sensibilidade à dieta:**

Geralmente associada a um material de pH baixo, como tomates frescos ou sumo de laranja. As áreas com dentina exposta são gravadas, causando uma sensibilidade súbita. As escolhas alimentares podem agravar a sensibilidade causada pela erosão.

**9. Sensibilidade genética:**

Histórico de relato de dentes sensíveis por parte do paciente. Não se sabe se a sensibilidade está correlacionada com os 10% de dentes que não têm cemento a cobrir toda a dentina na JCE ou se é um fator de valores globais mais baixos de limiar de dor do paciente.

**10. Sensibilidade restauradora:**

Geralmente desencadeia-se após a colocação da restauração. Várias razões possíveis são:

□ Certas amálgamas (como a Tytin) têm um historial de sensibilidade de 24 a 48 horas devido à contração em vez da expansão habitual durante a presa.

□ Contaminação dos compósitos durante a colocação.

□ Gravura incorrecta do dente que resulta em microfugas.

□ Técnica de secagem incorrecta dos dentes.

□ Insulto pulpar geral durante a preparação da cavidade.

□ As reacções galvânicas a metais diferentes criam um choque súbito ou um sabor a papel de alumínio na boca.

**11. Sensibilidade ao branqueamento:**

Comumente associada ao clareamento dental vital com peróxido de carbamida. A sensibilidade assume a forma de pulpite reversível causada pelo fluxo de fluido dentinário e pelo contacto pulpar do material, que altera a osmolaridade sem dano aparente para a polpa.

# Capítulo 9 : Métodos de avaliação

A dor é o resultado clínico principal e primário da hipersensibilidade da dentina, embora se deva reconhecer que a dor resultante da hipersensibilidade da dentina não é contínua, mas ocorre em resposta a um estímulo e, como tal, pode complicar quaisquer efeitos de tratamento percebidos durante um ensaio clínico.

Nos ensaios clínicos, o estímulo de dor deve ser controlado. Para o efeito, o estímulo deve ser aplicado ao doente por um clínico treinado, qualificado (por experiência) e cego ao tratamento. A estimulação do dente deve ocorrer apenas no local da dentina exposta. O tipo e o grau dos estímulos devem ser reproduzíveis e documentados. Os estímulos mecânicos/tácteis e térmicos satisfazem estes critérios mais frequentemente do que outros tipos, como os estímulos eléctricos e químicos. O arranhar da dentina deve ser evitado devido a potenciais danos na superfície do dente. As sondas de pressão controlada com pontas de sonda rombas satisfazem estes critérios para fornecer um estímulo a locais específicos com dentina exposta e são reproduzíveis na intensidade do estímulo. Contudo, os testes prolongados podem produzir fadiga tanto no sujeito como no investigador. Os testes devem ser realizados num ambiente descontraído (não devem ser apressados) e devem ser pragmáticos na sua abordagem. Devem ser acordados intervalos de tempo suficientes entre os estímulos repetidos. Devem ser usados pelo menos dois estímulos hidrodinâmicos, tendo em conta a evidência de estudos anteriores (Narhi 1985a, 1985b, Orchardson e Collins 1987a, 1987b), porque a resposta de hipersensibilidade da dentina pode ser diferente para estímulos diferentes. A sequência de aplicação, no entanto, é importante. Os estímulos tácteis parecem ser menos prejudiciais do que os térmicos e devem ser usados em primeiro lugar. Além disso, a antecipação da dor, bem como a estimulação dolorosa repetida, também podem influenciar as medições dos resultados. No entanto, os estímulos mecânicos, térmicos, eléctricos e osmóticos podem ser quantificados, o que é necessário para medir o grau de hipersensibilidade da dentina.

Atualmente, não existe um método único para induzir e avaliar a hipersensibilidade da dentina que possa ser considerado ideal.

## AVALIAÇÃO SUBJECTIVA

### Escalas de avaliação verbais

Keele (1948)[10] descreveu uma escala de quatro pontos que classifica a dor como ligeira, moderada, grave e agonizante. As escalas de avaliação verbal (VRS) oferecem uma escolha restritiva de palavras que podem não representar exatamente a experiência de dor. Mais recentemente, foram comunicadas alterações a este tipo de escala de dor.

Exemplos de pontuações de dor utilizadas em estudos clínicos recentes: avaliação subjectiva após estimulação tátil e/ou térmica

(a) Escala binária simples de dor dor antes do tratamento dor/sem dor após o tratamento (Hansen 1992)

(b) 0= Sem incómodo

1= Desconforto ligeiro

2= Desconforto acentuado

3= Desconforto acentuado que durou >10s

(Gillam e Newman 1993) [66]

(c) 1= Sem dor

2= Apenas desconforto

3= Dor

4= Dor severa

5= Dor insuportável (Gedalia et al. 1987)

(d) 0= Sem desconforto significativo, consciente do estímulo

1= Desconforto mas sem dor intensa

2= Dor intensa durante a aplicação do estímulo

3= Dor intensa durante e após a aplicação do estímulo.

(Lecointre et al. 1986), Thrash et al. 1992, Ayad et al. 1994, Schiff et al. 1998, Nagata et al. 1994)

(e) 0= O dente/sujeito não responde ao estímulo de ar

1= O dente/sujeito responde ao estímulo de ar mas não solicita a interrupção do estímulo

2= O dente/sujeito responde ao estímulo de ar e solicita a interrupção ou afasta-se do estímulo.

3= O dente/sujeito responde ao estímulo de ar, considera o estímulo doloroso e solicita a interrupção do estímulo.

(Ayad et al. 1994, Schiff et al. 1998 (pontuação de ar frio de Schiff)

**Desvantagens das escalas visuais**

A interpretação matemática do sistema de pontuação tem sido contestada, na medida em que as pontuações são frequentemente atribuídas arbitrariamente a valores numéricos e as pontuações atribuídas são depois analisadas como se esses números reflectissem verdadeiras diferenças quantitativas na dor, em vez de simples diferenças qualitativas.

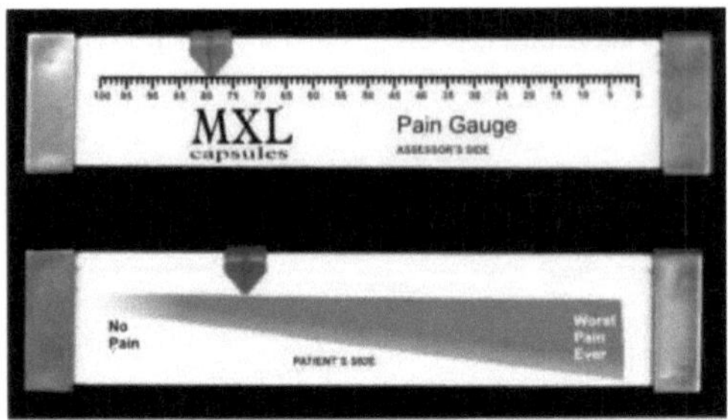


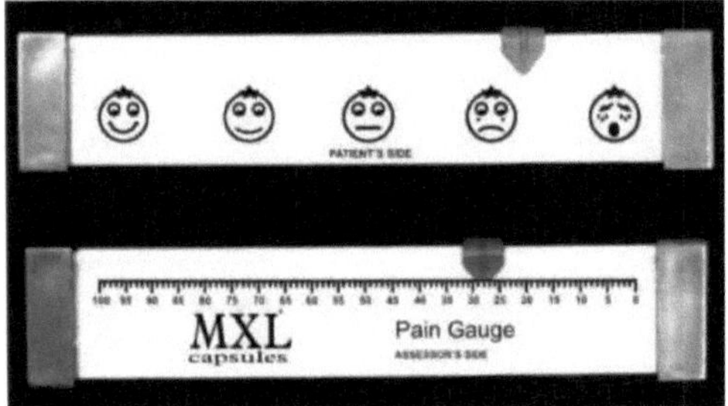


*Lâmina da dor disponível no mercado a ) numa lâmina encontra-se uma linha simples de 10 cm que representa experiência de dor, desde a ausência de dor até à dor mais intensa, a linha não está marcada para evitar a congregação de escolhas em pontos da linha b ) a segunda lâmina foi concebida para as pessoas incapazes de ler: a imagem mostra vários graus de felicidade ou infelicidade e a pontuação de infelicidade pode ser lida na lâmina inversa*

**Escalas visuais analógicas**

Uma escala visual analógica (EVA) é uma linha com 10 cm de comprimento. Em comprimento, os extremos da linha representam os limites da dor que um doente pode sentir devido a um estímulo externo (ausência de dor numa extremidade e a dor mais intensa na outra extremidade da linha). Os doentes são convidados a colocar uma marca na linha de 10 cm que indique a intensidade do seu nível atual de sensibilidade ou desconforto após a aplicação de estímulos de teste. A intensidade da dor na EVA pode ser apresentada como um valor absoluto ou como uma percentagem do valor máximo. A validade e a fiabilidade da medição da dor experimental e clínica através da EVA foram demonstradas por vários investigadores. Estes investigadores concluíram que este tipo de classificação constituía o melhor método disponível para medir a dor ou o alívio da dor. É evidente que a EVA só pode fornecer uma avaliação unidimensional da dor e, como tal, não pode distinguir entre os aspectos sensoriais, de intensidade e afectivos (desagradáveis) da dor.

**Listas de controlo de descritores verbais**

De acordo com Gracely et al. (1978), as listas de verificação de descritores verbais parecem permitir a avaliação quantitativa das dimensões sensoriais e afectivas da dor, utilizando um continuum entre diferentes condições de dor, em vez de palavras destinadas a distinguir condições (síndromes). A principal desvantagem das escalas de avaliação é que se assume que a dor é uma experiência unidimensional que varia apenas em intensidade e, como tal, uma vasta gama de experiências psicológicas é comprimida num continuum artificialmente pequeno. Os doentes tendem a distribuir as suas respostas por toda a escala, independentemente da magnitude da sensação real. Heft e Parker (1984) demonstraram que os valores da escala de categorias não são igualmente espaçados quando rotulados com palavras habitualmente utilizadas para descrever a dor e defenderam a utilização de espaçamentos irregulares, que reflectiriam diferenças no significado das palavras. Recentemente, Gillam et al. 1997, compararam descritores verbais, VAS e VAS de classificação numérica para quantificar os aspectos sensoriais e efectivos da hipersensibilidade da dentina. Estes investigadores referiram que todos os métodos de medição demonstraram claramente que a resposta subjectiva a um estímulo evaporativo era percebida como causando mais desconforto do que a resposta a um estímulo tátil. Tendo em conta a natureza altamente subjectiva da resposta à dor, estes investigadores defenderam a utilização de uma técnica de média móvel para analisar os dados dos estudos da dor. A utilização de descritores verbais também pode ser restritiva, na medida em que podem não oferecer descrições suficientes que possam ser colocadas numa ordem contínua e ascendente ou descendente de gravidade da dor. As escalas de categorias não são contínuas e o cálculo da média das respostas nem sempre é significativo e, por vezes, pode induzir em erro. Os VDS devem normalmente ser examinados através de métodos não paramétricos.

**Descritores de palavras McGill (MPQ)**

Os descritores de palavras do "questionário McGill (MPQ) e da forma curta do questionário McGill" (SFMPQ) têm sido utilizados para determinar a natureza do desconforto da hipersensibilidade dentinária e para monitorizar a resposta ao tratamento. No entanto, um dos principais problemas com os descritores de palavras destes questionários é o facto de dependerem da capacidade do sujeito para compreender as palavras que lhe são apresentadas. Por outras palavras, depende do vocabulário do sujeito e, consequentemente, os sujeitos que não compreendem determinadas palavras de um subgrupo ignoram esse grupo ou escolhem uma palavra que compreendem (por exemplo, lacerante ou cortante). Por conseguinte, pode ser mais prático registar a forma como os sujeitos expressam, nas suas próprias palavras, o desconforto sentido de cada vez que são entrevistados, em vez de os restringir a um quadro rígido de palavras que podem ou não compreender. Vários investigadores relataram que o MPQ (questionário completo) foi útil no diagnóstico, bem como na monitorização do resultado do tratamento, quando utilizado para avaliar a hipersensibilidade da dentina[60].

**Escala de Ansiedade e Depressão Hospitalar**

**(Conceito de bem-estar)**

Em estudos clínicos desta natureza, a influência do estado de bem-estar do sujeito (humor), bem como outros efeitos, como os efeitos placebo e Hawthorne, não podem ser ignorados. A escala Hospital Anxiety and Depression pode ser uma forma de determinar se o bem-estar tem impacto na eficácia de um dentífrico durante um estudo. Até à data, apenas alguns estudos publicados sobre a hipersensibilidade dentinária analisaram a influência do bem-estar (humor) na eficácia do dentífrico. É evidente, a partir destes estudos, que esta escala não é suficientemente sensível para detetar tais alterações a partir de níveis de dor de baixo grau.

**AVALIAÇÃO OBJECTIVA**

**Estimulação mecânica**

A sondagem da dentina com um explorador dentário afiado tem sido utilizada para estimulação mecânica (tátil). A fim de tornar a estimulação tátil mais precisa, foram desenvolvidas sondas sensíveis à pressão com forças quantificáveis e reproduzíveis. Contudo, uma limitação da estimulação tátil é que, em muitos casos, a sensibilidade da dentina está limitada a uma pequena área que não é necessariamente alcançada pela sonda estimuladora. É evidente, a partir desta observação, que nem todos os dentes hipersensíveis são sensíveis à estimulação tátil. Além disso, o teste prolongado com uma forma de estímulo pode interferir com o estímulo seguinte e, consequentemente, pode haver uma resposta subjectiva alterada por parte do sujeito. O condicionamento do dente também pode ser um problema. A sondagem repetida pode resultar na oclusão dos túbulos dentinários, o que pode afetar a hipersensibilidade da dentina.

**Estimulação química (osmótica)**

Os estímulos osmóticos, tais como soluções hipertónicas de sacarose ou Cacl2, têm sido utilizados para testar a sensibilidade da dentina. A utilização de soluções hiperosmóticas é complicada, porque o soluto em solução difunde-se no fluido dentinário. Assim, em aplicações repetidas, a diferença de pressão osmótica entre o fluido tubular e o fluido aplicado irá diminuir e reduzir o efeito da solução como estímulo osmótico. Para evitar este efeito, devem ser efectuados longos intervalos de tempo entre as aplicações das soluções. Assim, os estímulos osmóticos não têm sido recomendados como testes clínicos de hipersensibilidade da dentina. Em experiências com animais, são necessários intervalos de tempo de vários minutos entre as aplicações do estímulo e a dentina deve ser cuidadosamente lavada com água, de modo a obter respostas reprodutíveis das fibras nervosas intradentárias[134].

**Estimulação eléctrica**

Na avaliação da hipersensibilidade dentinária, é imperativo dispor de um estímulo mensurável e controlado. A estimulação eléctrica é conveniente neste aspeto, porque a intensidade do estímulo necessária para evocar uma resposta sensorial pode ser determinada com precisão. Os aparelhos de teste elétrico da polpa têm sido utilizados em ensaios clínicos e alguns estudos indicam que os limiares eléctricos dos dentes estão inversamente correlacionados com o grau de hipersensibilidade da dentina. Nos instrumentos utilizados nestes estudos, as leituras de saída eram proporcionais à voltagem e não à corrente de estimulação e os estimuladores não eram do tipo de corrente constante. A densidade de corrente na área das fibras nervosas é decisiva para a sua ativação. A leitura da corrente é, por conseguinte, uma medida mais válida da atividade sensorial do que a voltagem. Em estudos relatados por Narhi et al. (1991), utilizando um estimulador de corrente constante, não houve correlação entre os limiares eléctricos medidos em microamperes e as classificações de dor VAS para explosões de ar e estimulação fria aplicadas aos mesmos dentes. Estes resultados indicam que o limiar elétrico não é uma medida válida da hipersensibilidade da dentina. A eficácia de um estímulo elétrico na estimulação de um dente não depende da presença de receptores na junção polpa-dentina. A ativação ocorre provavelmente em componentes mais centrais dos axónios na polpa dentária. Assim, a determinação do limiar elétrico não fornece muita, ou nenhuma, informação sobre a sensibilidade dos receptores. [56,67]

**Estímulos desidratantes (evaporativos)**

Os jactos de ar têm sido utilizados na maioria dos estudos sobre dentina hipersensível. Um jato de ar pode ser considerado um estímulo térmico e evaporativo combinado. Qual dos efeitos é mais pronunciado depende provavelmente da duração e da temperatura do jato de ar. Na maioria dos estudos, foram utilizados jactos de ar à temperatura ambiente ($20^{0}$C). Noutros estudos, o grau de hipersensibilidade da dentina foi relacionado com uma alteração na temperatura da superfície do dente necessária para induzir uma resposta de dor. Contudo, desta forma, o efeito evaporativo dos jactos de ar não é tido em conta. Foram recomendados jactos de ar curtos (1 s) para evitar a evaporação excessiva e consequentes alterações na hipersensibilidade da dentina, bem como efeitos pulpares indesejáveis. A intensidade da dor induzida pelos jactos de ar, estimada através da medição da EVA, está correlacionada com a intensidade das respostas de dor induzidas pela estimulação fria de contacto e com a densidade dos túbulos dentinários da caneta, tal como observado em estudos de réplicas SEM. A estimulação com jactos de ar é um estímulo válido para estimar a sensibilidade da dentina. No entanto, as respostas de dor são devidas aos efeitos evaporativos, e não térmicos, dos jactos de ar, como também sugerido por Pashley (1990)[13].

**Estimulação térmica**

Em estudos sobre a hipersensibilidade da dentina, foi aplicada água fria a diferentes temperaturas. O frio é provavelmente o estímulo mais válido para a determinação do grau de hipersensibilidade da dentina. A maioria dos dentes hipersensíveis responde ao frio e a sensação é típica da dentina hipersensível: rápida, aguda e transitória. A estimulação pelo calor é muito menos eficaz do que pelo frio. Os doentes toleram melhor os estímulos frios do que os estímulos quentes e há menos perigo de causar danos na polpa.

As respostas à estimulação pelo frio em testes clínicos têm uma boa correlação com os sintomas de hipersensibilidade encontrados na vida quotidiana. O calor parece ser bastante ineficaz na indução de dor em dentes hipersensíveis em testes clínicos. Este facto está correlacionado com os resultados de vários estudos de questionários, ou seja, que os líquidos e alimentos quentes ou o ar quente raramente foram referidos como indutores de dor. O calor pode induzir uma dor forte em dentes com pulpite. Sabe-se que ativa principalmente as fibras C intradentárias que não estão envolvidas na hipersensibilidade da dentina. "Assim, a estimulação pelo calor parece ter um valor limitado no teste clínico da hipersensibilidade da dentina, mas pode ser útil na discriminação de dentes com pulpite aguda".

**Pressão hidrostática**

A filtração de fluidos, que seria um estímulo ideal, não tem sido utilizada clinicamente devido a dificuldades técnicas, embora o método tenha sido aplicado com sucesso em dentes de gato in vivo. Por esta razão, a avaliação da pressão hidrostática não foi recomendada para a avaliação da hipersensibilidade da dentina.

# Capítulo 10 : Prevenção e gestão

**PREVENÇÃO**

É melhor prevenir do que remediar" e um dos papéis da educação para a saúde dentária deve ser o de evitar a ocorrência de hipersensibilidade dentinária. Nos casos de hipersensibilidade dentinária estabelecida, é necessário remover quaisquer factores causais ou predisponentes.

O exame cuidadoso e o questionamento sobre potenciais factores predisponentes constituem a primeira fase importante da abordagem preventiva. As abordagens básicas podem incluir a prevenção da exposição da dentina radicular através da redução da incidência de recessão gengival e a identificação e eliminação de quaisquer factores intrínsecos ou extrínsecos que contribuam para o desgaste dentário.

**Aspectos preventivos[44]**

1. Prevenção da recessão gengival.

- Instruções sobre a seleção e utilização corretas dos auxiliares de higiene oral.
- Instruções relativas à manutenção de uma boa higiene oral, de modo a evitar a incidência de doença periodontal e a necessidade de cirurgia periodontal.
- Aconselhamento sobre hábitos de mordedura nocivos.

2. Prevenção do desgaste dentário de diferentes etiologias.

**Abrasão**

- Aconselhamento sobre hábitos de mordedura nocivos.
- Instruções sobre a seleção e utilização corretas dos auxiliares de higiene oral.
- Seleção de pastas de dentes não abrasivas.
- Diagnóstico e tratamento precoce do bruxismo e da má oclusão.
- Ajuste da oclusão, preparação de talas e protectores bucais.

**Erosão**

- Aconselhamento dietético
- Seleção de medicamentos com efeitos secundários mínimos nos dentes.
- Tratamento de condições médicas subjacentes e doenças associadas à regurgitação ácida frequente.
- Higiene do trabalho e aconselhamento sobre os factores ambientais.

- Administração de terapia de substituição salivar e antiácidos em casos selecionados.
- Os doentes com regurgitação ácida e vómitos frequentes devem ser aconselhados a evitar escovar os dentes imediatamente após o episódio, a fim de evitar a abrasão adicional dos dentes. Estes doentes podem também beneficiar da lavagem da boca com soluções de flúor, da utilização de comprimidos de flúor e da utilização tópica de elixires bucais neutros ou alcalinos. Terminar uma refeição com leite ou pastilhas elásticas sem açúcar pode ser benéfico.
- Se a regurgitação gástrica for um problema, o fabrico de uma tala oclusal inserida em alturas de alto risco pode reduzir o insulto aos dentes. Além disso, carregar a tala com um alcalino, como hidróxido de magnésio ou bicarbonato de sódio, ambos facilmente disponíveis, pode neutralizar ainda mais os efeitos do ácido gástrico. Os géis de flúor também podem ser úteis numa tala ou num protetor bucal. O gel de fluoreto de fosfato acidulado é particularmente eficaz na prevenção da desmineralização e é útil para tratar a hipersensibilidade.
- Utilização de antiácidos[44]

**Saliva**

Sem o efeito lubrificante da saliva, o desgaste dentário aparentemente prossegue mais rapidamente do que se a saliva estiver presente na boca. Assim, a eliminação da etiologia subjacente à xerostomia é importante e é uma das formas de melhorar a resistência do hospedeiro contra o desgaste dentário. A mastigação de pastilhas elásticas aumenta o fluxo salivar e o pH oral.

**Fluoretos**

A aplicação de flúor protege os dentes contra o desgaste e a erosão. Podem ser aplicados dentífricos fluoretados e géis e vernizes fluoretados tópicos.

**EFEITO PLACEBO**

Um fator importante no estabelecimento de uma resposta placebo é a relação médico-doente. A doença e o desconforto são vistos pelo doente como ameaçadores e presume-se que os médicos são capazes de diminuir o perigo. Uma relação médico-doente positiva pode motivar o doente a obter alívio. Além disso, as respostas comportamentais emocionais e motivacionais positivas podem ativar o sistema central de inibição da dor do corpo. Este sistema modula os estímulos dolorosos da periferia através da libertação de endorfinas a nível central.

**"No tratamento da hipersensibilidade dentinária, a fé no profissional e o desejo de obter alívio contribuem indubitavelmente para o efeito placebo"[31]**

**GESTÃO**

O tratamento da hipersensibilidade dentinária visa interromper a sequência de eventos que ocorrem durante a hipótese hidrodinâmica mais aceite.

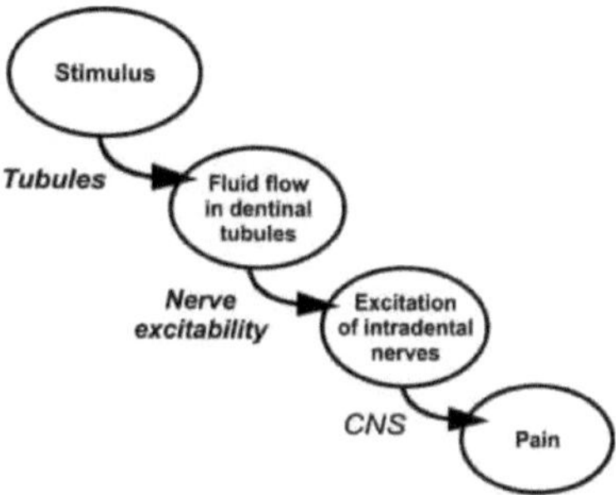


As modalidades de tratamento dessensibilizante interrompem a sequência de eventos principalmente através de três mecanismos.[69]

1) Ao impedir o aumento do fluxo de fluido tubular provocado pelo estímulo.

2) Reduzindo a excitabilidade dos nervos intradentais.

3) Através do bloqueio da atividade nervosa nos nervos periféricos ou no sistema nervoso central.

O aumento do fluxo de fluido evocado pelo estímulo pode ser evitado ou diminuído por dois meios:

I) Oclusão dos túbulos.

II) Aumentando a viscosidade do conteúdo tubular.

**1. Oclusão dos túbulos**

A oclusão dos túbulos pode ser conseguida através de

A) Dessensibilização endógena / Meios naturais

B) Materiais exógenos.

**A) Dessensibilização endógena ou oclusão tubular de ocorrência natural.**

- Os processos naturais que contribuem para a oclusão tubular incluem a formação da camada de esfregaço.
- Formação de depósitos minerais (esclerose dentinária) no interior dos túbulos.
- Formação de dentina terciária pela polpa.
- Formação de cálculo na dentina superficial.

O modo de formação dos depósitos minerais, ou seja, da dentina intratubular, é desconhecido, mas parece exigir a presença de processos odontoblásticos viáveis. A sua composição pode diferir na dentina coronária e radicular. Na dentina coronária, os depósitos cristalinos intratubulares podem ser de origem salivar (Edaet.al. 1996), enquanto a esclerose da dentina radicular pode ser devida à deposição de material da polpa (Kawakami et.al 1996)

O tecido pulpar responde a estímulos prejudiciais através da formação de dentina terciária. A dentina terciária é insensível a estímulos. Os tractos mortos são formados quando uma dentina terciária tubular é rapidamente depositada, isolando efetivamente os túbulos da polpa.

***Distinguem-se dois tipos de dentina terciária:***

Dentina reactiva e dentina reparadora.

A dentina reactiva é depositada pelos odontoblastos primários em resposta a um estímulo dentinário ligeiro.

A dentina reparadora é produzida por uma nova geração de odontoblastos (secundários) derivados das células pulpares, em resposta a um estímulo mais intenso.

Ambas as formas de formação de dentina terciária podem ser induzidas por proteínas não colagénicas da matriz dentinária aplicadas na polpa exposta ou em cavidades profundas, sendo estas reacções específicas e dependentes da dose. A quantidade de dentina terciária depositada diminui com o aumento da espessura da dentina remanescente sobre a polpa. Atualmente, as respostas à estimulação transdentinária são efectivas apenas em espessuras de 100-200μm.

**B. Materiais exógenos**

Os materiais exógenos utilizados para a oclusão tubular incluem:

- Agentes aplicados topicamente
- Componentes da pasta de dentes
- Vernizes
- Agentes de ligação da dentina
- Resinas compostas
- Cimentos de ionómero de vidro
- Compomidores

Para proporcionar uma dessensibilização eficaz, o material deve ser suficientemente retentivo e robusto.

O material deve ter uma força de ligação suficiente para a retenção. Deve entrar nos túbulos a uma profundidade suficiente para formar etiquetas intratubulares eficazes.

Os materiais de restauração, especialmente os adesivos, são talvez os mais adequados para lidar com regiões isoladas de hipersensibilidade onde há perda de substância dentária devido a abrasão ou erosão.

É necessário desenvolver materiais que sejam especificamente concebidos para penetrar nos túbulos dentinários e aderir à dentina intratubular, tornando-se, de facto, parte da dentina. Uma área excitante de desenvolvimento futuro será a dos materiais biomiméticos que são estruturalmente semelhantes aos tecidos duros dentários.

**C. Modificação da excitabilidade nervosa**

Alguns agentes dessensibilizantes, como os iões de potássio, destinam-se a reduzir a excitabilidade do nervo intradental.

Sugere-se que os iões de potássio aplicados na superfície externa da dentina podem difundir-se ao longo dos túbulos e bloquear a função do nervo intradentário, aumentando a concentração local extracelular de iões de potássio.

Esta hipótese sugerida por Markowitz et.al (1991) baseia-se em experiências com animais, mas nunca foi confirmada em dentes humanos.

Propõe-se também que os iões de potássio possam, de alguma forma, atuar na extremidade periférica dos processos odontoblásticos, sendo o óxido nítrico (NO) libertado na polpa para modular a excitabilidade do nervo intradentário. No entanto, até à data, esta hipótese também não foi testada experimentalmente.

Assim, não existem provas diretas de que os sais de potássio actuam modificando a excitabilidade nervosa.

**Equilibração oclusal:**

Como discutido anteriormente, as lesões de tecido duro induzidas pelo stress, designadas por legiões abfractivas, estão relacionadas com a sensibilidade da dentina cervical. Encontram-se normalmente nas superfícies faciais cervicais dos pré-molares e molares. Pensa-se que se desenvolvem em resposta a um stress funcional ou parafuncional-oclusal excessivo ou como resultado de uma oclusão excêntrica.

Existem provas consideráveis de que a hipersensibilidade da dentina cervical pode ser eliminada através do equilíbrio oclusal.

As tensões oclusais no(s) dente(s) afetado(s) devem ser avaliadas e deve ser considerada a redução das forças laterais pesadas. A redução das tensões dirigidas lateralmente sobre os dentes reduzirá a concentração de força na área cervical. Isto pode ajudar a reduzir a perda de estrutura dentária cervical[35].

# Capítulo 11: Produtos de uso doméstico para a sensibilidade dentinária

Está disponível uma vasta gama de produtos comerciais para auto-tratamento. Os produtos incluem agentes como sais de potássio, sais de estrôncio e sais de flúor em pastas dentárias, elixires e formulações em gel.

Acredita-se que estes agentes reduzem os sintomas da hipersensibilidade dentinária quer através da oclusão dos túbulos dentinários, bloqueando assim o estímulo e a resposta neural, quer através da interceção das respostas neurais por intervenção química.

Factores que afectam a eficácia dos produtos de uso doméstico.

**1. Potência e concentração do agente ativo.**

A escovagem dos dentes raramente dura mais de um minuto, tal como um tratamento com elixir bucal. Assim, a eficácia destes produtos pode possivelmente ser melhorada aumentando a concentração do agente ativo (por exemplo, o teor de sal de potássio) ou aconselhando os doentes a escovar ou enxaguar com o produto durante um período de tempo mais longo.

**2. Período de utilização do produto**

Uma vez que o agente ativo só entra em contacto com a área sensível durante a escovagem dos dentes ou o enxaguamento bucal, o efeito de um agente só se pode desenvolver ao longo do período de utilização do produto.

**3. Estilo de vida do doente**

Foi demonstrado que os alimentos e bebidas ácidos amolecem a dentina e podem remover os depósitos que bloqueiam os túbulos dentinários e reduzem a hipersensibilidade da dentina. Assim, a eficácia destes produtos de auto-tratamento poderia talvez ser melhorada através do aconselhamento dos doentes sobre a sua dieta e hábitos de escovagem.

Alguns dos agentes habitualmente utilizados são abordados a seguir.

**Sais de estrôncio**

Os dentífricos que contêm sais de estrôncio, quer sob a forma de cloreto quer de acetato, são utilizados para aliviar a sensibilidade dentinária. Todos os estudos demonstraram uma melhoria na perceção dos pacientes da sua hipersensibilidade dentinária. A eficácia das pastas dentífricas na redução dos sintomas aumentou com o período de utilização dos produtos. Mas em nenhum destes estudos se observou uma melhoria significativa e consistente nos sintomas de hipersensibilidade dentinária dos pacientes para os produtos contendo estrôncio em comparação com a pasta dentífrica de controlo negativo. Também há pouca evidência clínica convincente para a atividade dos sais de estrôncio. Os depósitos das pastas dentífricas que contêm sais de estrôncio consistem principalmente nos agentes de polimento ou espessantes, que são frequentemente sílicas insolúveis ou uma combinação destes. Não existem provas relatadas de que os sais de estrôncio aumentem a deposição de material ou aumentem a longevidade do depósito[12]

Por conseguinte, pode concluir-se que os sais de estrôncio parecem ter apenas um efeito mínimo na redução dos sintomas de hipersensibilidade dentinária. Exemplos de pastas dentífricas que contêm cloreto de estrôncio são o **elecol** e o **sensodyne** (GlaxoSmithKline)

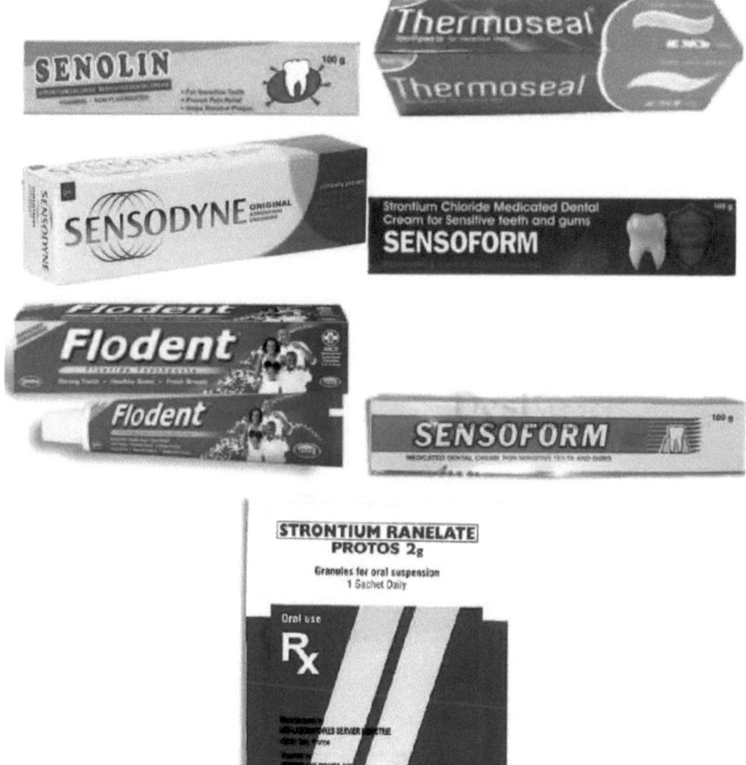


Alguns agentes dessensibilizantes de sal de estrôncio disponíveis no mercado para utilização doméstica

**Quadro com a lista dos diferentes produtos dessensibilizantes orais que contêm sais de estrôncio**

| S. Não | Nome da marca | Fabricantes | Tipo | Unidade |
|---|---|---|---|---|
| 1 | Bentoform (Boca/Garganta) (50gm) | JK Bioquímica Cuidados de saúde Pvt.Ltd | Gel | 10%/1gm |
| 2 | Denex S (Boca/Garganta) (50gm) | Laboratórios Excare | Gel | 10%/1gm |
| 3 | Flodent (Boca/Garganta) (100gm) | Divine Life Care Pvt Ltd | Pasta de dentes | 10%/1gm |
| 4 | Flodent (Boca/Garganta) (50gm) | Divine Life Care Pvt Ltd | Pasta de dentes | 10%/1gm |
| 5 | Renelate (2gm) | Shreya Healthcare P. Ltd | Saqueta | 2gm/2gm |
| 6 | Senolin (Boca/Garganta) (100gm) | Indoco Remedies Ltd | Gel | 10%/1gm |
| 7 | Senolin (Boca/Garganta) (50gm) | Indoco Remedies Ltd | Gel | 10%/1gm |
| 8 | Sensoform (Boca/Garganta) (100gm) | Warren (Indoco Remedies Ltd) | Dente Colar | 10%/1gm |
| 9 | Sensoform (Boca/Garganta) (50gm) | Warren (Indoco Remedies Ltd) | Pasta de dentes | 10%/1gm |
| 10 | Strodent (Pele) (50gm) | Laboratórios Moxy Pvt. Ltd | Creme | 10%/1gm |
| 11 | Stronat (2gm) | Integrace (Glenmark Pharmaceuticals Ltd) | Granulado | 2gm/1gm |
| 12 | Thermoseal (Boca/Garganta) (100gm) | ICPA Saúde Produtos Lda | Dente Colar | 10%/1gm |
| 13 | Termoadesivo (Boca/Garganta) (50gm) | ICPA Saúde Produtos Lda | Dente Colar | 10%/1gm |
| 14 | Toss (Boca/Garganta) (50gm) | Ind-Swift Limited | Dente Colar | 10%/1gm |

| 15 | Pasta Toss<br>(Boca/Garganta) (50gm) | Ind-Swift Limited | Dente<br>Colar | 10%/1gm |
|---|---|---|---|---|

**Sais de potássio**

Os sais de potássio são atualmente os agentes mais utilizados incorporados nas pastas de dentes e nos elixires bucais para o tratamento auto-aplicado da hipersensibilidade dentinária. Todos os estudos relacionados com a resposta e os estudos baseados no estímulo demonstraram uma melhoria na perceção dos sintomas de hipersensibilidade dentinária dos pacientes após a utilização dos produtos que contêm nitrato de potássio ou cloreto de potássio. O efeito do produto aumentou com o tempo. Se o efeito dos iões de potássio na redução da hipersensibilidade dentinária depende da difusão dos iões ao longo dos túbulos dentinários até aos receptores neurais, a probabilidade de isto ocorrer durante o curto período de utilização de uma pasta dentífrica ou colutório é muito baixa. Isto pode significar que deve existir algum outro mecanismo.[133]Um exemplo de pasta dentífrica que contém nitrato de potássio é a **SENSODYNE**

**TOTAL CARE F** (GlaxoSmithKline)

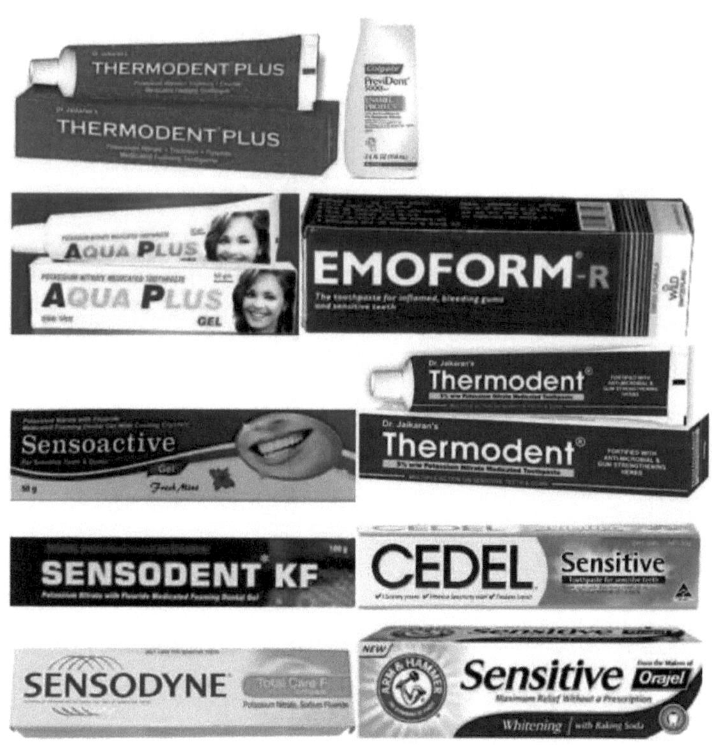

Alguns agentes dessensibilizantes à base de nitrato de potássio de uso corrente para utilização em casa

**Quadro com a lista dos diferentes produtos dessensibilizantes orais que contêm sais de potássio**

| **Nome da marca** | **Fabricante** | **Unidade de embalagem** | **Componentes/Unidade** |
|---|---|---|---|
| ToothPaste K Dent (Boca/Garganta) (50 gm) | Centauro Produtos farmacêuticos Pvt.Ltd. | 50gm | Nitrato de potássio 5% p/p |
| Pasta de dentes K Dent F (Boca/Garganta) (50 g) | Centauro Produtos farmacêuticos Pvt.Ltd. | 50 gm | Nitrato de potássio 5% p/p<br>Monofluoreto de sódio<br>Fosfato 0,7% p/p |
| Solução Pyson F Oral (100 ml) | Redson Produtos farmacêuticos | 100 ml | Fluoreto de Sódio 0,2%<br>Nitrato de potássio 3% |
| GumPaintSensowin (Boca/Garganta) (50 gm) | Wings Pharmaceuticals (P) Ltd. | 50gm | Nitrato de potássio 5% p/p<br>Monofluoreto de sódio<br>Fosfato 0,7% p/p |
| Pasta de dentesPyogin-K (Boca/Garganta) (50 g) | UnimarckPharma (Índia) Limited | 50gm | Nitrato de potássio 5% p/p |
| Pasta de dentes TP K (Boca/Garganta) (50 g) | Laboratórios Taurus Pvt. Ltd. | 50gm | Nitrato de potássio 5% |
| Gel Menodent KF (Boca/Garganta) (50 g) | Cuidados masculinos Produtos farmacêuticos | 50gm | Nitrato de potássio 5% p/p<br>Monofluoreto de sódio<br>Fosfato 0,7% p/p<br>Triclosan 0,3% w/w |
| Gel Menodent KF (Boca/Garganta) (50 g) | Ravenbhel Produtos farmacêuticos (P) Lda | 50gm | Nitrato de potássio 5% p/p |
| Pasta de dentesTriguard Pasta de dentes (boca/garganta) | Selecionar (FDC Limited) | 50gm | Nitrato de potássio 5%<br>Monofluoreto de sódio |

| (50 g) | | | Fosfato 0,7%<br>Triclosan 0,3% |
|---|---|---|---|
| BochechosZArremesso de gargarejo<br>K Colutório (Boca/Garganta) (100 ml) | Ind-Swift Limited | 100ml | Fluoreto de Sódio 0,2%<br>Nitrato de potássio 3% |

**Citrato de sódio dibásico Dentrifrices**

O citrato de sódio dibásico, formulado num dentrifrício contendo pluronic F-124 (protect), é o ingrediente final reconhecido pela ADA como sendo seguro e eficaz para o tratamento da hipersensibilidade dentinária. Num estudo que utilizou um estímulo tátil objetivo e o estímulo subjetivo padrão de ar frio, McFall e Hamrick descobriram que, em comparação com um placebo, tanto uma formulação de citrato de sódio como uma formulação semelhante, exceto pela adição de 0,1% de fluoreto, reduziram significativamente a sensibilidade tátil ao fim de 2 semanas e a sensibilidade térmica ao fim de 8 semanas.

**Dentrifícios de formaldeído**

As dentrífricas que contêm 1,2 a 1,4% de formaldeído foram as primeiras dentrífricas dessensibilizantes amplamente disponíveis e comercialmente bem sucedidas. Toto e colaboradores relataram que 40 de 41 pacientes pós-terapia periodontal tratados com uma pasta ativa estavam livres das suas queixas de hipersensibilidade após 3 semanas de utilização, em comparação com 19 pacientes com placebo que experimentaram uma diminuição, mas não o alívio total das suas queixas de hipersensibilidade. Posteriormente, os resultados dos dentífricos com formaldeído foram geralmente negativos. A ADA não avaliou este agente até à data.

**Ervas**

O nitrato de potássio de origem natural *(Suryakshara)* inibe a dor em dentes hipersensíveis através do seu efeito dessensibilizante nos nervos dentinários.

Os espinafres *(Palakya)* contêm compostos naturais de oxalato, que ajudam a formar fitocomplexos nos dentes. Isto oclui os túbulos dentinários e bloqueia a transmissão da dor da superfície para os nervos do dente. Estes compostos de oxalato produzem películas protectoras nos molares e, assim, ajudam a evitar a destruição dos dentes. O cravinho *(Lavanga)* contém um composto químico anestésico chamado eugenol, que adormece os nervos e controla a dor. O óleo essencial de cravinho é também um anti-sético que ajuda a eliminar as bactérias orais. HiOra-K é um desses dentífricos dessensibilizantes da Himalya Herbal Healthcare.

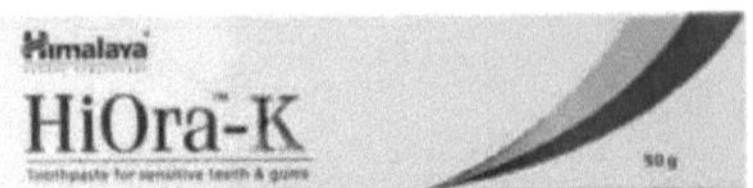


**Tecnologia Pro-Argin**

Em 2002, Kleinberg et al, da Universidade Estadual de Nova Iorque - Stony Brook, relataram o desenvolvimento de uma nova tecnologia anti-sensibilidade baseada na sua compreensão do papel que a saliva desempenha na redução natural da hipersensibilidade da dentina ao longo do tempo. Os componentes essenciais desta nova tecnologia são a arginina, um aminoácido carregado positivamente a um pH fisiológico (6,5-7,5), o bicarbonato, um tampão de pH, e o carbonato de cálcio insolúvel, uma fonte de cálcio. Um produto de consultório baseado nesta tecnologia (ProCludea) foi comercializado nos Estados Unidos para o controlo da sensibilidade dentária durante a profilaxia profissional. Em 2009, a Colgate-Palmolive relançou o ProClude como pasta dessensibilizante em consultório Colgate Sensitive Pro-Relief. 3 Outros produtos baseados na tecnologia ProArgin incluem um elixir bucal (sem álcool, contendo 0,8% de arginina), pasta de proteção do esmalte , pasta dentífrica branqueadora e pasta dentífrica multiprotecção.

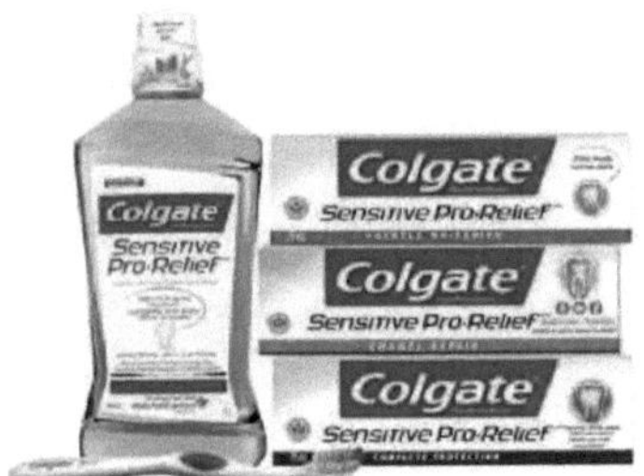


Vários produtos que contêm a tecnologia pro-argin (Colgate)

A tecnologia Pro-Argin imita o processo natural da saliva de obstrução e selagem dos túbulos dentinários abertos. Quando a pasta dessensibilizante é aplicada na dentina exposta, a arginina (com carga positiva) e o carbonato de cálcio, que se encontram naturalmente na saliva, trabalham em conjunto para acelerar os mecanismos naturais de oclusão, ligando-se à superfície da dentina com carga negativa para depositar um mineral semelhante à dentina, como um tampão dentro dos túbulos dentinários e uma camada protetora na superfície da dentina. Esta é constituída por arginina, carbonato e fosfato de cálcio e glicoproteínas salivares. Imagens de fratura por congelação mostraram que este tampão atinge uma profundidade de 2 µm no túbulo. É resistente às pressões pulpares normais e ao desafio dos ácidos da cavidade oral. Também é eficaz na redução do fluxo de fluido dentinário, aliviando assim a hipersensibilidade.

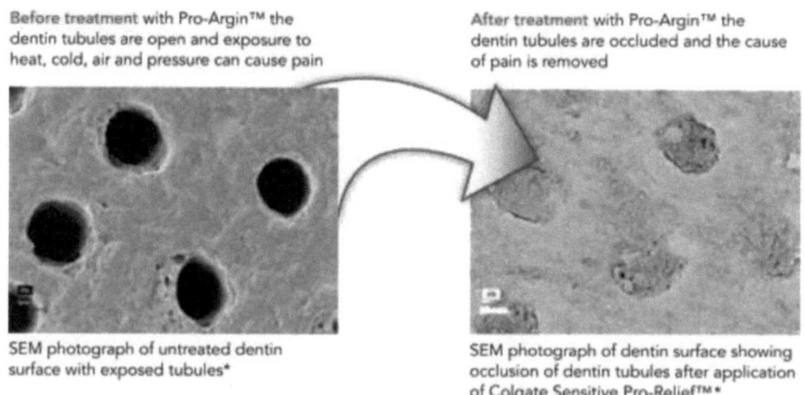

SEM photograph of untreated dentin surface with exposed tubules*

SEM photograph of dentin surface showing occlusion of dentin tubules after application of Colgate Sensitive Pro-Relief™*

**Outros agentes**

Foram relatados os efeitos de diferentes fluoretos e de um elixir bucal contendo lactato de alumínio na hipersensibilidade da dentina. Estudos demonstraram que tanto o fluoreto de sódio como o fluoreto de amina reduziram a hipersensibilidade da dentina durante um período de 8 semanas, embora nenhum dos agentes tenha sido mais eficaz do que uma pasta dentífrica de controlo. Higuchi et al. (1996) relataram que a utilização diária de um elixir bucal contendo lactato de alumínio reduziu significativamente os sintomas de hipersensibilidade dentinária em comparação com um elixir de controlo.

**O LACALUT AKTIV** (Balmtech) é um exemplo de elixir bucal que contém lactato de alumínio

Se algum destes agentes - sais de estrôncio ou de potássio - for eficaz na redução da hipersensibilidade dentinária, então os estudos com soluções aquosas simples devem ser suficientes para demonstrar a sua atividade. Não foram relatados na literatura estudos que tenham avaliado o efeito de tais tratamentos simples.

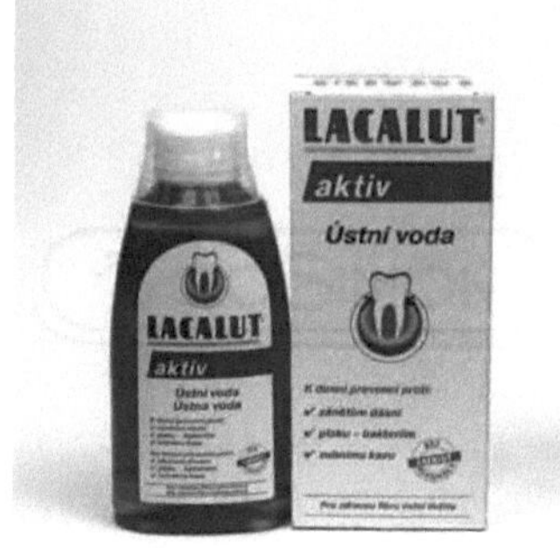

# Capítulo 12: Modalidades de tratamento em consultório

A prevalência crescente da hipersensibilidade dentinária grave justifica o desenvolvimento de tratamentos eficazes no consultório. Os pacientes que sofrem de hipersensibilidade dentinária esperam que os seus dentistas tenham um tratamento eficaz. Nos últimos anos, tem estado disponível uma vasta gama de materiais para o tratamento de consultório da dentina hipersensível.

**Indicações para modalidades de tratamento em consultório**

1. Uma única área isolada de sensibilidade grave que não responde aos produtos de cuidados domiciliários de sensibilidade.

2. Casos de hipersensibilidade grave, se a doença tiver alterado o estilo de vida do doente (por exemplo, não pode fazer jogging no ar frio, deve evitar bebidas frias mesmo em clima quente, etc.)

**Avaliação pré-tratamento**

Após o diagnóstico de hipersensibilidade dentinária, é importante explicar aos doentes a etiologia multifatorial da doença. Deve ser efectuada uma avaliação da dieta, bem como instrução e demonstração de proficiência na escovagem correta dos dentes.

As opções de tratamento são frequentemente ditadas pela condição clínica. Antes de tratar as regiões de hipersensibilidade dentinária cervical, deve ser identificada a região exacta da sensibilidade.

Isto pode ser feito movendo suavemente um explorador dentário, num padrão tipo raster ao longo da superfície exposta. Deve ser desenhado um "mapa" da área exposta na ficha do doente e indicada a localização dos locais mais sensíveis. Isto permite uma avaliação longitudinal dos sítios específicos antes e depois do tratamento.

Os factores que influenciam a seleção de uma determinada modalidade de tratamento são

- Grau de sensibilidade.
- O número de dentes envolvidos
- A quantidade de estrutura dentária perdida.
- Tempo necessário para o tratamento
- Custo do tratamento.

Todos os tratamentos em consultório são concebidos para diminuir a condutância hidráulica da dentina através da oclusão parcial ou total dos túbulos.

**Modalidades de tratamento**

**a. Agentes de tratamento que não polimerizam**

**Vernizes,**

A dentina torna-se frequentemente insensível quando os túbulos abertos são cobertos com uma fina película de verniz. Este pode ser um meio eficaz de proporcionar um alívio temporário. O material perde-se facilmente com o tempo. Para um alívio mais duradouro, pode ser utilizado um verniz que contenha flúor, tal como 5% de fluoreto de sódio num verniz espesso, por exemplo, **DURAPHAT** (Colgate).[155,133]

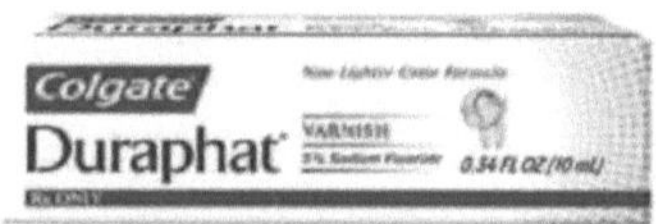


**Polimento**

O polimento da dentina com um palito ou um pau de laranjeira resulta na formação de uma camada de esfregaço que oclui particularmente os túbulos dentinários.

Pashley e colaboradores utilizaram um método invitro para estudar os efeitos do brunimento de NaF, caulino e glicerina. Observaram que o brunimento criava uma camada de esfregaço parcial que reduzia o fluxo de fluido através da dentina em 50 a 80 por cento.

No entanto, não ficou claro se o resultado dessensibilizante foi devido à presença de NaF, caulim ou polimento sozinho, pois nenhuma dessas variáveis foi testada separadamente.[133]

**Formação de precipitantes insolúveis**

Certos sais solúveis reagem com iões na estrutura do dente para formar cristais na superfície da dentina. Para ser eficaz, a cristalização deve ocorrer dentro de 1 a 2 minutos e os cristais devem ser suficientemente pequenos para entrar nos túbulos.

As soluções contendo oxalato, quando aplicadas na dentina, produzem cristais relativamente grandes de oxalato de cálcio di-hidratado que são muito eficazes na redução da permeabilidade. Estudos in vitro confirmaram que os oxalatos tendem a solubilizar-se com o tempo.

Imai e Akimoto (1990) utilizaram um procedimento de dois passos em que a dentina foi primeiro saturada com uma solução de fosfato dissódico a 5%, seguindo-se uma aplicação sequencial de cloreto de cálcio a 10%. Isto produziu um precipitado de fosfato de cálcio nos túbulos dentinários e nas superfícies da dentina. A precipitação de fosfato de cálcio com um tamanho de partícula suficientemente pequeno para entrar nos túbulos dentinários depende da concentração dos reagentes e especialmente do seu pH.

A pasta de hidróxido de cálcio tem sido utilizada para tratar a dentina hipersensível. Um ensaio clínico efectuado por Green et al. em 1977 obteve uma dessensibilização significativa a estímulos térmicos e mecânicos após um tratamento de 5 minutos com pasta de hidróxido de cálcio.

O mecanismo exato de ação é desconhecido, mas as evidências sugerem que pode bloquear os túbulos dentinários por precipitação ou promover a formação de dentina peritubular. Brannstrom observou uma constrição variável dos túbulos dentinários nos dentes tratados com hidróxido de cálcio, mas a uma profundidade de 0,1 mm.

Também o hidróxido de cálcio pode ser capaz de suprimir a atividade nervosa devido ao aumento da concentração de iões de cálcio em torno das fibras nervosas.

No entanto, o efeito dessensibilizante do hidróxido de cálcio perde-se mesmo com pequenos ataques ácidos de alimentos ácidos ingeridos, o que pode resultar na remoção dos precipitados de hidróxido de cálcio da dentina.

**Compostos de fluoreto**

Lukomsky[66] foi o primeiro a propor a utilização de compostos de flúor, como o fluoreto de sódio, como agente dessensibilizante.

Uma vez que o fluido dentinário está saturado com iões de cálcio e fosfato, a aplicação de NaF à dentina leva à precipitação de cristais de CaF2, reduzindo assim o diâmetro funcional dos túbulos dentinários.

No entanto, o tamanho do cristal de CaF2 é muito pequeno e, por isso, uma única aplicação de NaF tem menos efeito na permeabilidade da dentina do que agentes como o oxalato de potássio, que dá origem a cristais maiores.

Além disso, o flúor perde-se muito rapidamente, pelo que a aplicação tópica de soluções de flúor tem uma eficácia limitada na redução da sensibilidade a longo prazo.

Outros compostos de fluoreto utilizados são o fluoreto de fosfato acidulado, o silicofluoreto de sódio e o fluoreto estanoso.

**Cloreto de estrôncio**

Os estudos experimentais demonstraram que o estrôncio se adsorve fortemente aos tecidos calcificados. Foi sugerido que os depósitos de estrôncio, após a aplicação de cloreto de estrôncio na superfície dentinária desgastada, são produzidos por uma troca com o cálcio na dentina, resultando na formação de um complexo de apatite de estrôncio.

**Oxalatos**

Os iões de oxalato podem reagir com os iões de cálcio no fluido dentinário para formar cristais insolúveis de oxalato de cálcio. A aplicação tópica de uma solução de KOH a 3% demonstrou ser altamente eficaz na redução da permeabilidade da dentina. O SEM revelou um elevado grau de oclusão dos túbulos e os cristais resultantes são resistentes aos ácidos alimentares. O primer, composto por 5% de glutraldeído e 35% de HEMA em água, demonstrou ser muito eficaz na redução da sensibilidade da dentina, tanto na presença como na ausência da smear layer.

**CPP- ACP (fosfopeptídeo de caseína - fosfato de cálcio amorfo)**

Quando o CPP-ACP é aplicado no ambiente oral, liga-se a biofilmes, placa bacteriana, bactérias, hidroxiapatite e tecidos moles, localizando cálcio e fosfato biodisponíveis, podendo repor os minerais perdidos e selar os túbulos dentinários, reduzindo assim a sensibilidade, por exemplo, o Recaldent™.

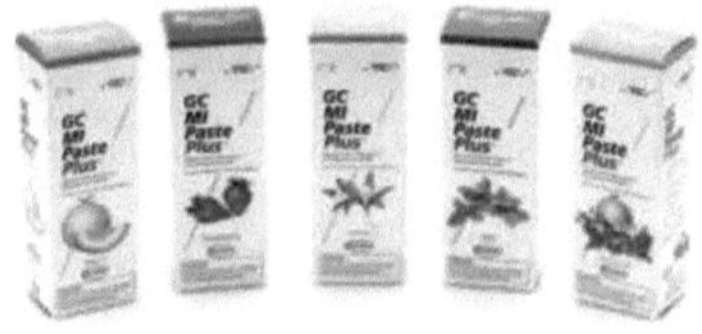

**b. Agentes de tratamento que sofrem uma reação de endurecimento ou de polimerização**

Uma das primeiras avaliações clínicas da utilização de ionómeros de vidro para o tratamento de dentina hipersensível em lesões de abrasão cervical foi relatada por Low (1981). A lesão cervical foi condicionada com ácido cítrico a 50% durante 30-45s, depois enxaguada e seca antes da colocação do cimento de ionómero de vidro. Foi registada uma perda completa da hipersensibilidade em 89,7% de todos os doentes.

**Primários de resina adesiva**

Foi demonstrado que a utilização de primários de resina adesiva diminui a permeabilidade da dentina in vitro. O primeiro ensaio clínico sobre a utilização de primários foi efectuado por Lanzano et al. (1993). Cerca de metade dos pacientes apresentaram uma menor sensibilidade imediatamente após o tratamento. Aos 9 meses, seis dos sete pacientes estavam livres de dor. Um problema com as resinas que produzem películas finas é que o oxigénio atmosférico pode difundir-se nas películas finas e interferir com as reacções de polimerização de radicais livres. Após a fotopolimerização, as películas de resina não protegidas com menos de 20 μm de espessura podem permanecer não polimerizadas e perder-se rapidamente. Se se pretender utilizar películas finas de resinas para tratar a hipersensibilidade da dentina, é necessário desenvolver iniciadores de polimerização e reacções que sejam insensíveis ao oxigénio. As películas de resina mais espessas são criadas utilizando um sistema de primário desenvolvido mais recentemente, no qual os componentes do primário e do adesivo são misturados num único frasco. Foi registado algum sucesso na utilização deste sistema para tratar a dentina hipersensível cervical.

Foi recentemente introduzido um dessensibilizador de resina alternativo. Trata-se de um sistema de dois frascos; misturam-se volumes iguais dos primários A e B e fricciona-se suavemente a dentina hipersensível durante 30 s, seguindo-se a secagem ao ar. O sistema contém ácido oxálico e uma emulsão de polimetilmetacrilato copolimerizado com ácido pstyrenesulfónico. A superfície tratada fica coberta com uma camada de polímero com cerca de 5-10 µm de espessura e formam-se alguns marcadores de resina primitivos dentro de túbulos abertos. Este tratamento reduz a permeabilidade da dentina in vitro e demonstrou ser também eficaz na redução da dentina hipersensível in vivo.

Brannstrom e os seus colegas foram dos primeiros a fornecer SEM de alta resolução de dentina hipersensível tratada com resinas.

Um importante estudo morfológico foi efectuado por Yoshiyama et al (1992)[133] utilizando uma técnica de biopsia de tecido duro para avaliar os efeitos a longo prazo do tratamento com resina para a dentina hipersensível. Usando uma broca cilíndrica oca de diamante, os autores biopsiaram várias regiões de superfícies radiculares tratadas com resina 6 meses após o tratamento. As regiões tratadas que exibiam uma recorrência da hipersensibilidade foram identificadas e biopsiadas, assim como as regiões tratadas adjacentes que permaneceram insensíveis aos jactos de ar nas regiões que exibiam uma recorrência da hipersensibilidade, 60% dos túbulos estavam patentes e livres de marcas de resina. Em contrapartida, nas regiões onde o tratamento permaneceu eficaz, mais de 75% dos túbulos estavam ocluídos. Entretanto, em todos os dentes tratados, nenhuma camada de resina permaneceu na superfície, indicando que a dessensibilização à resina é devida à presença de tags de resina nos túbulos.

A utilização de resinas adesivas contendo flúor tem sido experimentada como um tratamento para a dentina hipersensível. Orchardson et al. (1993). Não existem provas a favor da utilização de resinas adesivas com flúor em vez de resinas sem flúor, uma vez que estes estudos não incluíram a utilização de controlos.

Outros materiais que têm um bom potencial para tratar a hipersensibilidade da dentina são os "sistemas de ligação auto-condicionantes/auto-preparadores". São normalmente sistemas de dois frascos em que uma gota de primário A é misturada com uma gota de primário B e a mistura é pintada na superfície sensível durante 30 s, seguida de uma secagem suave ao ar para remover o solvente volátil. A superfície é então coberta com uma camada fina de adesivo e fotopolimerizada durante 20 s. A reavaliação da superfície coberta com resina só deve ser efectuada com ar ou água fria, uma vez que a utilização de um explorador pode rasgar a resina e voltar a expor os túbulos. Os sistemas adesivos que utilizam um passo separado de condicionamento ácido podem abrir alguns túbulos que não são cobertos pelo segundo passo de aplicação da resina, deixando alguns túbulos abertos e sensíveis. Os sistemas adesivos auto-condicionantes utilizam um monómero de metacrilato ácido dissolvido em HEMA que condiciona e prepara a superfície de modo a que o adesivo aplicado subsequentemente tenha maior probabilidade de cobrir a superfície preparada e ocluir todos os túbulos. A desvantagem dos sistemas adesivos é que a sua polimerização é inibida pelo oxigénio atmosférico até uma profundidade de 10-15µm. Se forem demasiado finos com uma corrente de ar durante a colocação, as películas de resina podem não curar, mesmo que seja efectuada uma irradiação de luz adequada. Normalmente, isto não é um problema no tratamento dentário conservador, em que estas camadas adesivas finas são cobertas com compósitos de resina que fornecem radicais livres adicionais para a polimerização.

Embora a última geração de sistemas de ligação adesiva seja hidrofílica e proporcione melhores ligações em ambientes húmidos, a humidade deve ser água e não sangue ou fluido crevicular rico em proteínas, que pode diminuir a força de ligação. A eficácia das resinas adesivas na redução da sensibilidade da dentina melhorou à medida que as técnicas de colagem e as formulações foram melhorando (Nakabayashi e Pashley, 1988). Estes materiais são algo sensíveis à técnica e deve ter-se o cuidado de evitar criar uma saliência rugosa de resina na fenda gengival. Foram efectuados poucos estudos bem controlados a longo prazo, mas a maioria dos ensaios clínicos demonstrou um bom sucesso a curto prazo.

**Considerações sobre restauração de lesões hipersensíveis.**

O tratamento das lesões abrasivas é necessário para evitar mais danos e para reduzir a sensibilidade dentinária.

Se a lesão abrasionada for mantida limpa, tem potencial para hipermineralização e, dessa forma, pode tornar-se menos sensível. A restauração destas lesões pode ser feita com ionómero de vidro, ionómero de vidro modificado por resina ou material compósito de resina.

Este tipo de restauração pode não necessitar de qualquer preparação com uma broca. Mas a película orgânica que cobre a superfície deve ser removida e a superfície não deve ser por saliva antes da restauração. A película pode ser removida por abrasão ligeira da superfície com uma broca ou pedra-pomes grossa e taça de borracha. O condicionador dentinário ácido ou o etchand também podem remover a película. O prognóstico para a retenção destes materiais é melhor se a camada superficial da dentina não estiver esclerótica com túbulos obturados.

**Utilização de protectores bucais**

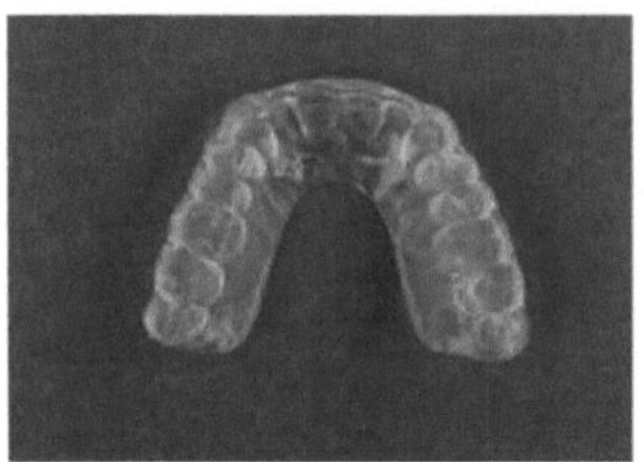

O uso de um aparelho do tipo protetor bucal para administrar o agente dessensibilizante nitrato de potássio foi relatado pela primeira vez por Reinhard et al (1990). Num caso interessante relatado por Jerome (1995), um paciente com bruxismo severo tinha desenvolvido hipersensibilidade dentinária em quase todos os seus dentes, como resultado da perda de esmalte e de muita dentina. Para tornar o paciente mais confortável, foi feito um aparelho protetor bucal moldado a vácuo e o paciente foi instruído a colocar pequenas quantidades de um dentífrico dessensibilizante contendo 5% de KNO3 no protetor bucal, conforme necessário para o alívio da dor.[65] O paciente usava o protetor bucal durante quase 24 horas por dia. Dentro de uma semana, o paciente podia beber líquidos em temperatura ambiente sem usar o aparelho, um feito que era impossível antes do tratamento. Muitos clínicos que estão a branquear os dentes dos pacientes com a técnica dos "dentes com o "protetor bucal" referem que a sensibilidade que por vezes se desenvolve após alguns dias de branqueamento pode ser tratada com sucesso com pasta de dentes ou gel de KNO3 a 5% na mesma moldeira (Haywood, 1996). Estes tratamentos são normalmente efectuados durante a noite e devem ser considerados para os pacientes que têm vários dentes sensíveis que não respondem aos tratamentos convencionais.

**Iontoforese**

A utilização em consultório da iontoforese de NaF para tratar a dentina hipersensível foi defendida por Gangarosa (1983, 1994) e outros (Kerns et al. 1989),

Christiansen 1998). Os médicos especializados em iontoforese são fortes defensores da sua utilização para este fim.

A aplicação da iontoforese em medicina dentária foi sugerida pela primeira vez por Morton, W.N. em 1896. A passagem da corrente eléctrica através de soluções foi estudada extensivamente por Michael Faraday na primeira metade do século XIX. Quando uma corrente passa através de um eletrólito, os iões positivos deslocam-se para os cátodos e os iões negativos para o ânodo. Este processo é designado por transferência de iões ou iontoforese.

Daniels, F. e Alberty, R.A. (1969) descobriram que quanto maior a concentração de uma solução, mais pobre é a sua condutância. Uma vez que a resistência é o recíproco da condutância, quanto mais fraca for a condutância, maior será a resistência e menor será a corrente. Por conseguinte, é eficaz utilizar soluções mais fracas para a iontoforese, porque a quantidade de iões introduzidos depende da intensidade do fluxo de corrente; a tensão influencia apenas a velocidade da transferência de iões.

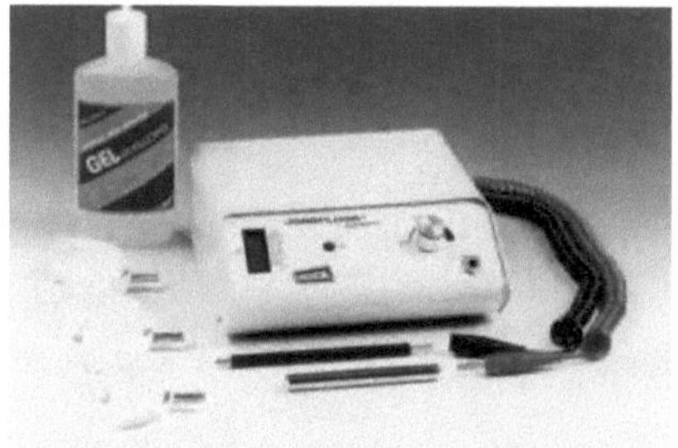

**APARELHO DE IONTOFORESE (JONOFLUOR SCIENTIFIC)**

**O elétrodo ativo**

O elétrodo utilizado na iontoforese para aplicar a corrente à superfície hipersensível do dente é designado por elétrodo ativo.

Para que o movimento iónico tenha lugar, é necessário que os electrões fluam de um elétrodo para o outro apenas através do meio eletrolítico.

Na iontoforese, o dente é o elétrodo passivo, pelo que o elétrodo ativo não deve entrar em contacto direto com ele. O circuito deve ser completado apenas através da gota do eletrólito. Se o elétrodo ativo tocar na superfície do dente, não ocorre qualquer movimento iónico; apenas é aplicado um estímulo elétrico ao dente.

**Catodo Iontoforese**

Os iões de carga negativa, como o flúor, movem-se em direção ao ânodo. Assim, para uma penetração eficaz dos iões de flúor na estrutura dentária, o dente tem de ser carregado positivamente.

Minkov (1975) experimentou a iontoforese com fluoreto de sódio para dessensibilização, utilizando o ânodo como elétrodo ativo. Obviamente, isso proporcionaria apenas uma estimulação elétrica ao dente, uma vez que o íon fluoreto se afastaria do dente em direção ao ânodo. Ele relatou que o efeito dessensibilizante da iontoforese foi inicialmente menor do que a aplicação tópica isolada. Ele afirmou que a iontoforese era mais eficaz depois de algumas vezes.

Gangarosa defendeu a utilização de um elétrodo ativo carregado negativamente para a iontoforese de fluoreto (cátodo). O mesmo foi também utilizado por Murthy et al (1973). Jensen A. (1964) e Schaeffer, N.L. (1971), Minkov et al (1975) e Johnson, R.H. et al (1982) utilizaram um elétrodo ativo com carga positiva para a iontoforese de fluoreto.

A variabilidade da ação dessensibilizante registada nestes estudos aponta para a importância de atribuir a polaridade adequada ao elétrodo ativo, em função da carga do ião a introduzir.

O fluoreto de sódio em gel apresenta um maior aumento da percentagem média da corrente do que a solução de fluoreto de sódio em todas as visitas de acompanhamento.

**Iontoforese do ânodo**

Como vimos, os iões de carga positiva, como o estrôncio, movem-se em direção ao cátodo. Assim, para uma penetração eficaz do estrôncio no dente, este deve ser carregado negativamente. A utilização de um dentífrico com 10% de cloreto de estrôncio não proporciona uma concentração adequada do ingrediente ativo na superfície do dente.

Pashley, D.H. et al (1978) descobriram que a iontoforese é um método muito promissor para aumentar a permeabilidade da dentina por substâncias ionizadas.

Johnson R.H. et al (1982) sugeriram que a aplicação de iões de flúor e estrôncio na superfície do dente pode resultar na formação de sais insolúveis que se depositam nos túbulos dentinários expostos.

Greenhill, J.D. e Pashley (1981) descobriram que a iontoforese com fluoreto de sódio a 2% (solução) diminuía significativamente a condutância hidráulica dos túbulos dentinários. De acordo com a teoria hidrodinâmica de Branstrom, qualquer diminuição na condutância hidráulica deve diminuir a condução de estímulos através da dentina. A corrente de baixa intensidade estimula a formação de dentina secundária, que sela os túbulos dentinários expostos, de acordo com Schaeffer M.L. et al (1971).

Também devido ao efeito piezo-elétrico da dentina, Athen-Straedt (1971) descobriu que o dente tem uma carga positiva na superfície oclusal. Isto pode revelar-se de valor mínimo, quando se utilizam dentífricos contendo fluoreto de sódio. No entanto, esta carga eléctrica pode ser contrariada de forma mais eficaz, tornando a superfície do dente carregada negativamente, de modo a facilitar a dentinogénese.

Recapitulando, o mecanismo exato de dessensibilização por iontoforese ainda não é claro, em parte porque o mecanismo exato de condução de estímulos através da dentina não está provado de forma conclusiva.

O efeito benéfico pode dever-se a um ou a todos os factores acima referidos, a saber

1) Formação de sais insolúveis que se depositam nos túbulos dentinários expostos.
2) Diminuição da permeabilidade da dentina pelas substâncias ionizadas.

3) Diminuindo a condutância hidráulica dos túbulos dentinários, diminuindo assim a condução de estímulos através da dentina.

4) Provavelmente, a corrente de baixa intensidade estimula a formação de dentina secundária.

5) Ao alterar o mecanismo sensorial

**LASERS:**

A aplicação de raios laser de diferentes comprimentos de onda e níveis de energia, isoladamente ou em combinação com a aplicação tópica, por exemplo de flúor, é um método alternativo para o tratamento da hipersensibilidade da dentina. Há mais de duas décadas, as aplicações de laser no tratamento da hipersensibilidade da dentina foram introduzidas na medicina dentária. Desde então, foram publicados muitos estudos clínicos utilizando diferentes tipos de laser. Os tipos de laser mais utilizados para o tratamento da hipersensibilidade da dentina já determinada *in vivo* podem ser divididos em dois grupos. Os lasers com uma potência de saída mais baixa, lasers de baixo nível (lasers de díodos He-Ne e GaAlAs), são aplicados à bioestimulação e distinguem-se dos tipos de laser com uma potência de saída média, lasers de potência de saída média, que têm a capacidade de alterar morfologicamente o tecido duro dentário. Os lasers de potência média incluem os lasers Nd:YAG, Er:YAG e $CO_2$ (Dederich et al. 1984; Melcer et al. 1985; Featherstone et al. 1987). O efeito destes tipos de laser pode provavelmente ser atribuído ao selamento dos túbulos dentinários, à analgesia do nervo e aos efeitos placebo. Observou-se que o selamento tem um efeito duradouro, enquanto que no caso da analgesia nervosa e dos efeitos placebo, os efeitos não são duradouros.

**Lasers de baixo nível: Laser GaAlAs**

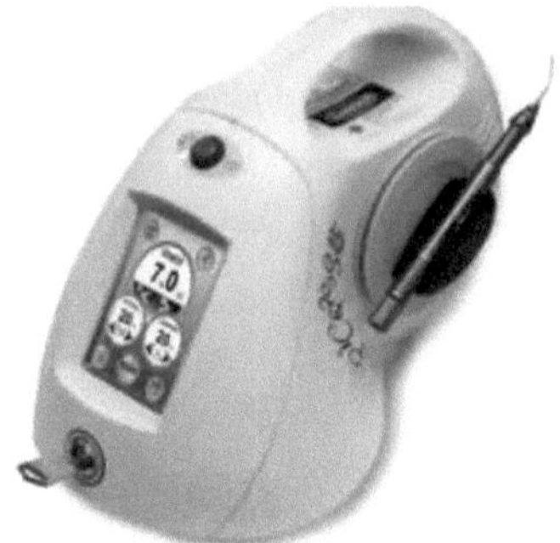

Laser de díodo Picasso

Até à data, foram utilizados clinicamente lasers de díodo GaAlAs de três comprimentos de onda para tratar a hipersensibilidade da dentina: 780, 830 e 900 nm. O comprimento de onda de 780 nm tem sido utilizado com bom sucesso clínico (30 mW em modo de onda contínua [cw] e um tempo de aplicação de cerca de 0,5 a três minutos; Matsumoto et al. 1985a). O comprimento de onda de 830 nm para o tratamento da hipersensibilidade da dentina foi descrito pela primeira vez por Matsumoto em 1990. Com um ajuste de energia de 20 a 60 mW no modo cw e um tempo de aplicação de 0,5 a três minutos, a eficácia da terapia foi de 30 a 100 %, dependendo do nível de energia (Matsumoto et al. 1990). A eficácia da terapia utilizando o comprimento de onda de 900 nm e uma potência de saída de 2,4 mW a 1,2 Hz durante 2,5 minutos foi de aproximadamente 73 a 100 % (Kimura et al. 2000b).

**Lasers de baixo nível: Laser He-Ne**

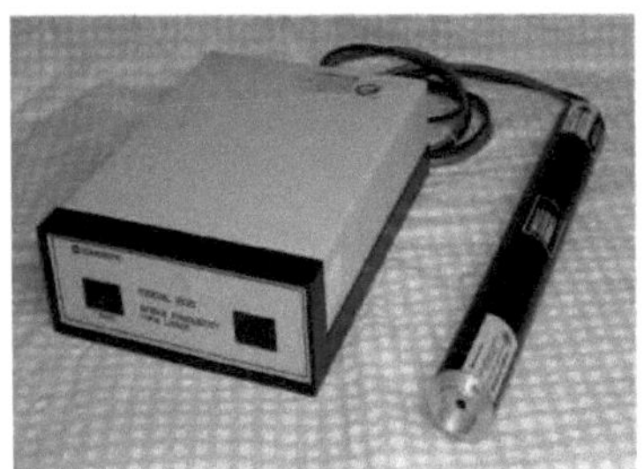

O laser de He-Ne tem um comprimento de onda de 633 nm (Moritz et al. 2006) e é um laser de baixo nível. A primeira aplicação do laser de He-Ne na terapia da hipersensibilidade da dentina foi descrita por Senda et al. (1985), que utilizaram uma potência de saída de 6 mW e escolheram dois modos diferentes (cw e pulsado, 5 Hz). A eficácia variou de 5 a 100 %. Noutro estudo, foi alcançada uma eficácia de 5 a 18% (Wilder-Smith 1988). Até à data, o mecanismo de ação do laser de He-Ne não foi completamente explicado (Moritz et al. 2006). Um nível de energia de 6 mW não altera morfologicamente a estrutura do esmalte ou da superfície dentinária; no entanto, a energia do laser transmite-se através do esmalte e da dentina e atinge o tecido pulpar (Watanabe 1993). Se a hipersensibilidade da dentina é condicionada exclusivamente pelo mecanismo hidrodinâmico, os efeitos (térmicos) da aplicação do laser Nd:YAG devem reduzir principalmente a hipersensibilidade da dentina (Gelsky et al. 1992). Em contraste, a aplicação do laser de He-Ne não deve levar a efeitos importantes. Assim, assume-se que uma modificação superficial não é o único fator de dessensibilização, mas que aparentemente também existe um componente neurofisiológico (Gelsky et al. 1992), que é afetado por efeitos bioestimuladores.

**Lasers de potência média de saída: Laser Nd:YAG**

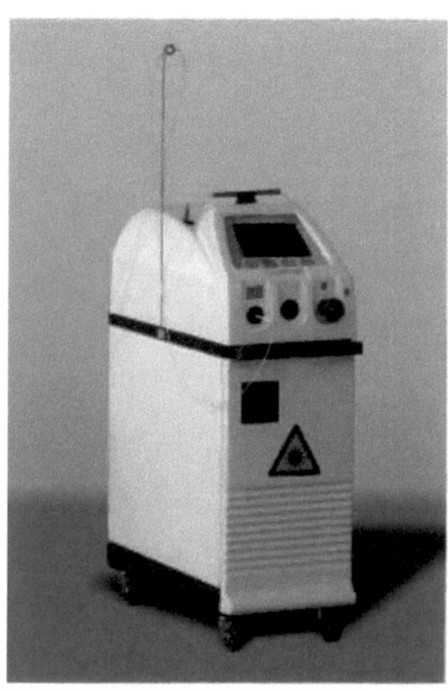

**EV FRIENDLYAG 200**

O laser Nd:YAG com um comprimento de onda de 1.064 nm pertence ao grupo dos lasers de potência média. Matsumoto et al. (1985b) referiram a aplicação deste tipo de laser na terapia da hipersensibilidade dentinária. O nível de energia utilizado varia de 0,3 a 10 W, sendo mais frequente o uso de 1 ou 2 W (Kimura et al. 2000b). Os métodos de aplicação estão muito dependentes da energia laser utilizada e variam em função desta, desde 0,3 W durante 90 segundos em modo sem contacto até 2 W durante 0,5 segundos com a aplicação de um absorvente em modo de contacto (Kimura et al. 2000b).

*Efeitos da aplicação do laser Nd:YAG*

O fecho ou estreitamento dos túbulos dentinários (Lan& Liu 1995, 1996) e a analgesia direta do nervo são assumidos como mecanismos de ação da luz laser Nd:YAG (Whitters et al. 1995). Num exame SEM *in vitro*, observou-se a fusão das aberturas dos túbulos dentinários e a solidificação da superfície da dentina com uma profundidade de penetração que variava entre 1 e 7 μm, dependendo dos parâmetros de irradiação (30 mJ, 0,3 W, 7 Hz; 40 mJ, 0,4 W, 7 Hz durante 43 segundos com um intervalo de dez segundos; De Magalhaes et al. 2004).

*Causas dos efeitos analgésicos dos lasers Nd:YAG*

Foram sugeridas várias teorias sobre a forma como o laser Nd:YAG induz o seu efeito analgésico (Kimura et al. 2000b). Por exemplo, pensa-se que a energia laser interfere com a bomba de sódio e altera a permeabilidade da membrana celular e/ou afecta as terminações dos axónios sensoriais (Myers et al. 1991). A aplicação do laser Nd:YAG não só pode bloquear a despolarização de fibras

C muito lentas, como também pode afetar as fibras A-β de condução rápida (Orchardson et al. 1997). Pensa-se também que pode ser alcançado um efeito dessensibilizante através da desnaturação do processo odontoblástico e do sobreaquecimento do fluido dentinário (White et al. 1990; Goodis et al. 1989).

*Efeitos secundários*

Os impactos térmicos da luz laser no tecido pulpar constituem um problema para a utilização do laser de Nd:YAG *in vivo*. Em comparação com outros tipos de laser, o feixe de laser Nd:YAG tem uma penetração profunda na dentina, no osso e nos tecidos moles (Dederich 1993; Zennyu et al. 1996). A exposição da dentina para além do limiar de segurança pode causar danos térmicos no tecido pulpar (Yonaga et al. 1999; Zhang 1990; Matsumoto et al. 1988; Zach et al. 1965).

*Tratamento combinado com laser Nd:YAG e fluoreto*

A aplicação clínica do laser de Nd:YAG e do verniz de NaF, bem como da luz do laser de Nd:YAG isoladamente, mostrou uma melhoria significativa na hipersensibilidade da dentina em cada caso (Kumar et al. 2005). No entanto, a combinação do laser de Nd:YAG e do verniz de NaF mostrou uma maior eficácia em comparação com qualquer um destes utilizados isoladamente (Kumar et al. 2005). Os exames de MEV confirmam os resultados clínicos. Uma redução no número de túbulos abertos foi combinada com uma melhoria na eficiência da terapia (Kumar et al. 2005).

**Lasers de potência média:**

**Laser Er:YAG**

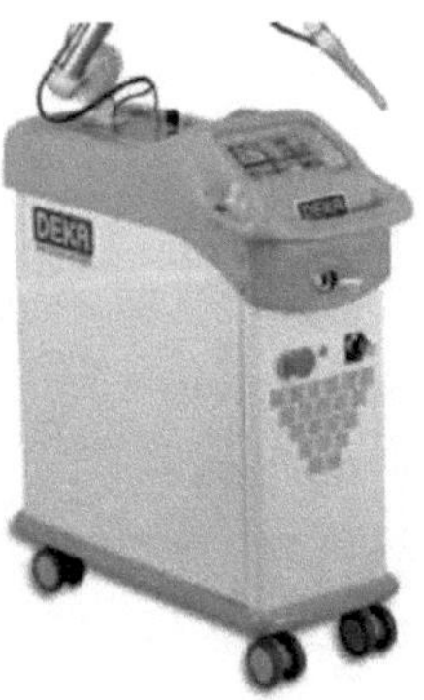


Smart 2940 Plus, DEKA

Atualmente, existem apenas alguns estudos clínicos sobre a aplicação do laser Er:YAG (2.940 nm) no tratamento da hipersensibilidade dentinária. Uma possível explicação para o efeito dessensibilizante do laser Er:YAG é a sua elevada absorção de água; assim, pressupõe-se uma evaporação do fluido dentinário e a retenção da smear layer com uma deposição de sais insolúveis nos túbulos dentinários expostos (Moritz et al. 2006). Outra explicação possível para os efeitos do laser Er:YAG no tratamento da hipersensibilidade dentinária é um efeito analgésico nos nervos pulpares, o que explicaria o efeito imediato e o aumento progressivo dos sintomas após a irradiação ao longo do tempo (Badran et al. 2011).

**Lasers de potência média: Laser de CO2**

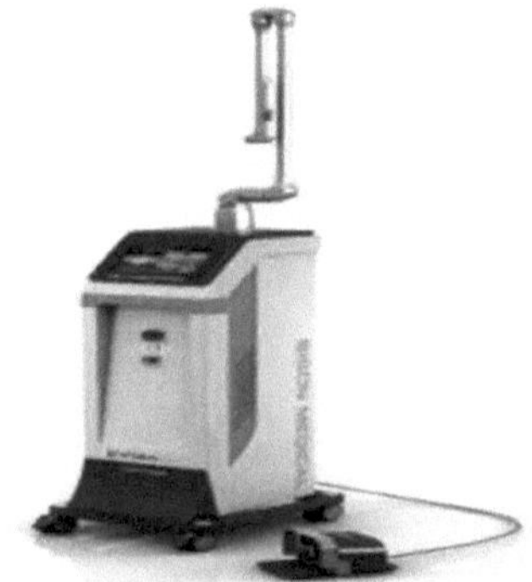

Laser Co2 Cyma Dental

O laser de CO2 com um comprimento de onda de 10,6 µm pertence ao grupo dos lasers de potência média. É facilmente absorvido por tecidos com alto teor de água, apresentando penetração superficial (Romano et al. 2011), não penetrando além de 0,1 mm (Silberman et al. 1994). O seu efeito baseia-se no fecho ou estreitamento dos túbulos dentinários e na redução da permeabilidade da dentina. A maioria dos efeitos é explicada pela desidratação do laser, destruição de proteínas e evaporação de carbonato (Lin et al. 2000a). Moritz et al. (2006) descreveram duas formas de aplicar o laser de CO2 na terapia da hipersensibilidade dentinária: o método direto, ou seja, a aplicação do laser de CO2 isoladamente; e o método indireto, ou seja, a combinação da aplicação do laser com a fluoretação (Moritz et al. 1995, 1996, 1998). A potência de saída para ambos os métodos é de aproximadamente 0,5 a 1 W (cw). O tempo de irradiação é de aproximadamente 0,5 a cinco segundos, com uma taxa de repetição de cinco a dez pulsos (Moritz et al. 2006).

*O método direto*

Com o método direto, a utilização do laser de CO2 com uma densidade de energia moderada, é possível obter o selamento dos túbulos dentinários em termos de um estreitamento ou redução da sua permeabilidade (Lan et al. 1999). Silberman et al. (1994) levantaram a hipótese de que o laser de CO2 aumenta a retenção da smear layer, que é parcialmente responsável pelo sucesso da dessensibilização de raízes hipersensíveis. Tal como outros comprimentos de onda, a luz do laser de CO2 também pode causar uma dessecação da dentina e um alívio clínico temporário dos sintomas (Bonin et al. 1991). Com uma aplicação de 0,3 W durante 0,1 segundos, a profundidade de selamento é de cerca de 2 a 8 μm (Fayad et al. 1996). Em vários estudos, foram detectadas áreas fundidas, provavelmente compostas por apatite hidroxilada fundida, no interior ou em redor da formação da cratera após a aplicação do laser de CO2. Isto deve-se ao elevado gradiente de temperatura que ocorre à superfície (Romano et al. 2011; Lin et al. 2000a).

*Efeitos secundários*

O alívio da dor imediatamente após a aplicação do laser pode ser explicado pelo efeito anestésico do laser ou pela obturação dos túbulos por proteínas desnaturadas do fluido dentinário, mas não há relatos de analgesia nervosa como resultado da aplicação do laser de CO2 (Zhang et al. 1998). Uma explicação possível para a recorrência dos sintomas é o facto de a aplicação do laser de CO2 não ter fechado os túbulos dentinários de forma completa e/ou duradoura (Zhang et al. 1998) ou de a superfície dentinária fundida ter sido desgastada, por exemplo, pela escovagem dos dentes (Pashley et al. 1992). Coleton (1998) relatou uma taxa de sucesso de mais de 60 % utilizando o laser de CO2 para a redução da sensibilidade pós-operatória das superfícies radiculares após cirurgia periodontal. Não observou quaisquer efeitos secundários.

*O método indireto*

O método indireto baseia-se na ideia de combinar as vantagens do laser e da terapia com flúor, obtendo assim um resultado tão duradouro quanto possível. Primeiro, aplica-se flúor na zona limpa do pescoço do dente. De seguida, a luz laser é aplicada através desta camada de gel. Ao combinar estes dois métodos, a integração do flúor na superfície da dentina deve ser melhorada.

*Combinação com vidro bioativo*

Outro método terapêutico promissor para a hipersensibilidade dentinária é a utilização combinada de luz laser e pasta de vidro bioativo (bioglass). A aplicação de hidroxiapatite, o principal constituinte inorgânico do dente, também promete um alívio rápido da dor clínica através da obliteração completa dos túbulos dentinários em dentes hipersensíveis (Shetty et al. 2010). O biovidro e a vitrocerâmica assemelham-se em grande medida ao tecido duro dentário humano e caracterizam-se por uma elevada biocompatibilidade. A fusão da pasta de biovidro e a sua ressolidificação prometem um bloqueio homogéneo dos túbulos dentinários e precipitados profundos nos túbulos dentinários, oferecendo uma duração terapêutica prolongada (Lee et al. 2005a). A partir de várias investigações in vitro (análise SEM e FTIR), verificou-se que a pasta DP-bioglass podia produzir uma nova formação de apatite carbonatada na superfície dentinária como uma fina camada protetora e que também era capaz de induzir uma deposição de apatite hidroxil-carbonatada em túbulos abertos (Mitchell et al. 2011;

Tirapelli et al. 2010) com uma profundidade de selamento de até 60 µm (Kuo et al. 2007).

Não existem investigações clínicas sobre o efeito terapêutico deste tratamento combinado. Um dos principais problemas continua a ser o aumento muito elevado da temperatura que acompanha a produção de esmaltes com este procedimento e que torna atualmente impossível a aplicação clínica. A temperatura tem de ser superior a 900 °C para formar um vidro fundido e é necessário um aumento ainda maior da temperatura para fundir a apatite e fundir estes dois componentes (Lin et al. 2000b). Se o ponto de vitrificação pudesse ser reduzido, este procedimento seria concebível como um possível tratamento (Lee et al. 2005b).

Talvez no futuro seja possível fundir um biovidro com um baixo ponto de fusão ao esmalte e/ou dentina (Lin et al. 2000a).

Existem muitos estudos sobre a aplicação de laser para a terapia clínica de pescoços dentários hipersensíveis. A evidência atual baseia-se numa ligeira superioridade da aplicação do laser em comparação com as aplicações tópicas convencionais (He et al. 2011). As experiências *in vitro* ainda não foram capazes de esclarecer suficientemente os mecanismos dos diferentes modos de aplicação. Para além dos efeitos analgésicos, a modificação da superfície dentinária em termos de uma redução da permeabilidade da dentina está em primeiro plano. Este último mecanismo pode ser reforçado pela combinação de outras técnicas, por exemplo, a aplicação adicional de flúor. Para conseguir um acompanhamento ótimo dos pacientes, o utilizador deve estar familiarizado com os diferentes mecanismos que o laser específico e os parâmetros escolhidos produzem...

**Educação dos doentes**

Os ácidos da dieta são capazes de causar a perda erosiva da estrutura dentária, removendo o cemento e abrindo os túbulos dentinários. O aconselhamento dietético deve centrar-se na quantidade

**Terapias futuras para a hipersensibilidade dentinária:**

No futuro, a terapia genética pode incluir o tratamento dos nervos sensoriais. Um desses métodos pode incluir o bloqueio do aumento da produção do fator de crescimento do nervo (NGF) pelos fibroblastos pulpares perto da lesão que se pensa contribuir para a hipersensibilidade dentária após procedimentos de restauração[9]

# Capítulo 13: Referências

1. Abel I. Estudo dos dentes hipersensíveis e uma nova ajuda terapêutica. Cirurgia oral 11:491495, 1958

2. Addy W. M. Dentine Hypersensitivity : The Effects of Brushing Desensitizing Toothpastes ,Their Solid and Liquid Phases and Detergents on Dentine and Acrylic Studies in Vitro. Jornal de Reabilitação Oral, 1998;(25) :885 -895

3. Addy M. Hipersensibilidade dentinária: Definição, Prevalência, Distribuição e Etiologia. Desgaste e sensibilidade dentária. Avanços Clínicos em Dentisteria Restauradora

4. Addy M., Loyn T. Hipersensibilidade da Dentina - Efeitos de alguns Colutórios Proprietários na Camada de Esfregaço da Dentina: Um Estudo SEM. J.Dent.J,52:367 - 375 ,2002

5. Addy M. Etiologia e Implicações Clínicas da Hipersensibilidade Dentinária. Dental Clinics of North America Vol 34,No 3,julho 1990

6. Addy M. Hipersensibilidade da dentina: uma nova perspetiva sobre um problema antigo. International Dental Journal (2002),Vol 52 ;No 5;Suplemento 1

7. Agger M. S. Abrasividade de um sistema de polimento com pó de ar em superfícies radiculares in vitro. Quintessência Internacional 2001;32 :407 -411

8. Alexander J. I. Biochemical, Phsiological and Psychological aspects of pain and pain assessment (Aspectos bioquímicos, fisiológicos e psicológicos da dor e da sua avaliação). Desgaste e sensibilidade dentária. Avanços Clínicos em Dentisteria Restauradora

9. Anderson D. J. An Investigation into the Reputed Desensitising Effect of Applying Silver Nitrate and Strontium Chloride to Human Dentine (Uma investigação sobre o alegado efeito dessensibilizante da aplicação de nitrato de prata e cloreto de estrôncio na dentina humana). Archs oral Biol,Vol 11,pp;1129-1135,1966

10. Anderson D. J. Mathews B. Fluid flow through Human Dentine (Fluxo de fluidos através da dentina humana). Archs oral Biol Vol 12 ,pp,209-216 ,1967

11. Anderson D. J. Mathews B. Variations in the Sensitivity to Osmotic Stimulation of Human Dentine Archs oral Biol Vol 12 , pp,43-47;1967

12. Anderson D. J. A sensibilidade da dentina humana. J.D.R ,agosto de 1958

13. AndersonD. J. ,Mathews B. Osmotic Stimulation of Human Dentine and the distribution of dental pain threshold. Archs oral Biol Vol 12 ,pp,417-426,1967

14. Arends J. Interação dos produtos de higiene oral com os túbulos dentinários: efeitos do dentífrico estabilizado com fluoreto estanoso na permeabilidade da dentina escovada in situ e na reatividade química e solubilidade in vitro da apatite e da dentina. Desgaste e sensibilidade dentária. Avanços clínicos em odontologia restauradora

15. Avery J. A., Orbans Oral Histology and Embryology Tenth Edition, editado por S.N Bhaskar

16. Backland I. Mecanismos de sensibilidade da dentina. Dental Clinics of North America Vol 34 No 3,julho 1990

17. Bender S. A polpa dentária: considerações biológicas no procedimento dentário

18. Banoczy J., Dentine Hypersensitivity - General Practice Considerations for successful Management. Jornal Dentário Internacional 2002 ,52

19. Bernick S. Effect of aging on the human pulp (Efeito do envelhecimento na polpa humana). J Endod 1:88, 1975

20. Besson J. Peripheral and spinal mechanisms of nociception (Mecanismos periféricos e espinais da nocicepção). Physiol Rev 67:67, 1987.

21. Berggreen E. Caracterização do sistema linfático dentário e identificação de células imunopositivas para marcadores linfáticos específicos. Eur J Oral Sci 117:34-42, 2009.

22. Berggreen E. The role of sensory neuropeptides and nitric oxide on pulpal blood flow and tissue pressure in the ferret. J Dent Res 78:1535-1543, 1999.

23. Berggreen E. Role of K+ATP channels, endothelin A receptors, and effect of angiotensin II on blood flow in oral tissues (Papel dos canais de K+ATP, receptores de endotelina A e efeito da angiotensina II no fluxo sanguíneo nos tecidos orais). J Dent Res 82:33-37, 2003.

24. Berman L. H. Sensação dentinária e hipersensibilidade. Uma revisão do mecanismo e das alternativas de tratamento. J periodontal 56(4) :216-222, 1984

25. Blandy A.A. sobre a sensibilidade dos dentes. Am J Dent Sci. 1:22-28, 1850-51

26. Bonica J. The management of pain, Philadelphia, 1990, Lea & Febiger.

27. Brannstrom M. Transmissão e controlo da dor dentária: impregnação de resina para a dessensibilização da dor. J Am Dent Assoc 99:612, 1979.

28. Brannstrom M. Dentinal and Pulpal Response.V.Application of Pressure to Exposed Dentine. J.D.R.Vol 43 ,No 4;1961

29. Brannstorm M. Astrom A. A Study on the Mechanism of Pain Elicited from the Dentine (Um estudo sobre o mecanismo da dor provocada pela dentina). J.D.R.Vol 43 ,No 4;1964

30. Brannstrom M. Movement of Dentinal and Pulpal Fluid caused by Clinical Procedures (Movimento do fluido dentinário e pulpar causado por procedimentos clínicos). J Dent Rest, setembro-outubro de 1968

31. Brannstrom M. Comunicação entre a cavidade oral e a polpa dentária associada ao tratamento restaurador. Oper Dent 9:57, 1984.

32. Brannstrom M. Comunicação entre a cavidade oral e a polpa dentária associada ao tratamento restaurador. Oper Dent 9:57, 1984.

33. Brannstrom M. Um mecanismo hidrodinâmico na transmissão de estímulos que produzem dor através da dentina, 1963

34. Blitzer B. Uma consideração das possíveis causas de hipersensibilidade dentária: tratamento por um dentrífrico de iões de estrôncio. Periodontia 5(6):318-321,1967

35. Brown A. C. Tooth pulp tissue pressure and hydraulic permeability (Pressão do tecido pulpar dentário e permeabilidade hidráulica). Circ Res 15:42-50, 1964.

36. Brown A. Spatial summation of pre-pain and pain in human teeth (Somatório espacial de pré-dor e dor em dentes humanos). Pain 21:1, 1985.

37. Butler W. T. Investigações recentes sobre proteínas específicas da dentina. Proc Finn Dent Soc 88(suppl 1):369, 1992.

38. Butler W.T. The nature and functional significance of dentin extracellular matrix proteins (A natureza e o significado funcional das proteínas da matriz extracelular da dentina). Int J Dev Biol 39:213-222, 1995.

39. Byers M. Receptores sensoriais dentários. Int Rev Neurobiol 25:39, 1984.

40. Byers M. R. Imunoreactividade dos neuropeptídeos nos nervos sensoriais dentários: variações relacionadas com a função e sobrevivência dos odontoblastos primários. Em Shimono M, Takahashi K, editores: Dentin/Pulp Complex, Tóquio, 1996, Quintessence Publishing Co.

41. Clark G. E. Concebendo estudos clínicos de hipersensibilidade. Dental Clinics of North America ,Vol 34, No3 ;julho 1990

42. Coffey C. T. Análise do fluido dentinário. Oral Surg 30:835, 1970.

43. Coleman T. Hipersensibilidade dentinária cervical Parte 1: O método de indexação de ar. Quintessência Internacional 2000 ,31; 461-465

44. Collaert B., Fischer C. Hipersensibilidade da dentina: uma revisão. Endod Dent Traumatol 1991;Vol 7:145-152

45. Coure E. Alterações ultra-estruturais durante o ciclo de vida dos odontoblastos humanos. Arch Oral Biol 31:643, 1986.

46. Coure E. Alterações ultra-estruturais durante o ciclo de vida dos odontoblastos humanos. Arch Oral Biol 31:643, 1986.

47. Coure E. Alterações ultra-estruturais durante o ciclo de vida dos odontoblastos humanos. Arch Oral Biol 31:643, 1986.

48. Curro F. A., Tooth Hypersensitivity in the Spectrum of Pain (Hipersensibilidade dentária no espetro da dor). Dental Clinics of North America ,Vol 34, No3 ;julho 1990

49. Curro F. A. Conceção e Condução de Ensaios Clínicos sobre Hipersensibilidade Dentinária. Desgaste dentário e Sensibilidade. Avanços Clínicos em Dentisteria Restauradora

50. Cuenin M F. Um estudo in vivo da sensibilidade da dentina: a relação entre a sensibilidade da dentina e a permeabilidade dos túbulos dentinários. J.Periodontology ,Vol 62;No11,Nov 1991

51. Dababneh R. H. Hipersensibilidade dentinária - um enigma? Uma revisão do mecanismo de terminologia, etiologia e gestão. BDJ, Vol 187, No 11.Dec

52. Davis W. B. The Effect of Abrasion on Enamel and Dentine After Exposure to Dietary Acid (O efeito da abrasão no esmalte e na dentina após exposição ao ácido alimentar). BDJ ,148-253 ;1980

53. Diamond R. D. Formação de dentina reparadora resultante da preparação da cavidade. J Prosthet Dent 16:1127, 1966.

54. Dia X. F. Ten Cate AR, Limeback H: A extensão e distribuição das fibrilas de colagénio intratubulares na dentina humana. Arch Oral Biol 36:775, 1991.

55. Dowell P. Dentine Hypersensitivity: Aetiology,Differential Diagnosis and Management (Hipersensibilidade dentinária: etiologia, diagnóstico diferencial e tratamento)

BDJ,1985.158-92

56. Dubner R. Spinal and trigeminal mechanisms of nociception (Mecanismos espinais e trigeminais da nocicepção). Annu Rev Neurosci 6:381, 1983.

57. Dubner R. Neural and behavioral correlates of pain in the trigeminal system (Correlatos neurais e comportamentais da dor no sistema trigémeo). Res Publ Assoc Res Nerv Ment Dis 58:63-72, 1980.

58. Engstrom H., Ohman A. Studies of Innervation of Human Teeth. J.D.Res , julho-agosto 1960

59. Everett F. G. Hall W. V tratamento da dentina hipersensível . J oral ther pharmaco 2:300-309, 1966

60. Fitzgerald G. Avaliação clínica de um novo agente para o alívio da hipersensibilidade dentinária. Dent Dig 62:494-497,196

61. Fogel H. M. Effect of Periodontal Root Planing on Dentine Permeability (Efeito do alisamento radicular periodontal na permeabilidade da dentina). Jornal de Periodontologia Clínica, 1993, 20,673 -677

62. Gani O. Diâmetro do canal apical no primeiro molar superior em várias idades. J Endod 10:689, 1999.

63. Garberoglio R. Investigação microscópica eletrónica de varrimento dos túbulos dentinários humanos. Arch Oral Biol 21:355, 1976.

64. Garant P. R. A organização dos microtúbulos nos processos de odontoblastos de ratos revelada pela fixação por perfusão com glutaraldeído. Arch Oral Biol 17:1047, 1972.

65. Gaucher C. Dentin non collagenous matrix proteins in familiar hypophosphatémie rickets. Células, Tecidos, Órgãos 189:219-223, 2009.

66. Gilliam D. Avaliação da dor na sensibilidade dentária cervical.Journal of Periodontology

67. Gilliam D. Present and Future methods for evaluation of pain associated with Dentin Hypersensitivity Tooth Wear and Sensitivity Clinical Advances in Restorative Dentistry (Métodos actuais e futuros para avaliação da dor associada à hipersensibilidade dentinária, desgaste dentário e sensibilidade)

68. Givern B., Perberton M. Reacções de hipersensibilidade imediata e retardada associadas à utilização de amálgama. British Dental Journal 188X No 2 Jan 22,2000

69. Gotjamanos T. Organização celular na zona subodontoblástica da polpa dentária. II. Período e modo de desenvolvimento da camada rica em células em polpas de molares de ratos. Arch Oral Biol 14:1011, 1969.

70. Gobel S. The division of the dorsal and ventral horns of the mammalian caudal medulla into eight layers using anatomical criteria. Em Anderson DJ, Matthews B, editores: Pain in the trigeminal region: proceedings of a symposium held in the Department of Physiology, University of Bristol, England on 25-27 July 1977, Amsterdam, 1977, Elsevier Press, 443.

71. Greenwood F., Horiuchi H. Evidências electrofisiológicas sobre os tipos de fibras nervosas excitadas pela estimulação eléctrica dos dentes com um aparelho de teste da polpa. Archs Oral Biol Vol 17,pp,701-709;1972

72. Grossman L. Um método sistemático para o tratamento da dentina hipersensível. J Am Dent Assoc. 22:592-598,1935

73. Guerin V. A history of Dentistry. Filadélfia, Lea e Febinger

74. Gysi A: uma tentativa de explicar a sensibilidade da dentina. Br j Dent Sci43:865- 868 1900

75. Hargreaves K. Regulação intrínseca da libertação de CGRP pelas fibras simpáticas da polpa dentária. J Dent Res 82:398, 2003.

76. Hargreaves K. Mechanisms of pain and analgesia (Mecanismos da dor e analgesia). Amesterdão, 1991, Elsevier Press.

77. Harris C. A. dictionary of medical terminology, dental surgery and the collateral sciences 1878

78. Hastings C, Drisko. Hipersensibilidade da dentina - Higiene dentária e considerações periodontais. Jornal Dentário Internacional 2002

79. Hahn C. L. Um estudo de células T e células B na patose pulpar. J Endod 15:20, 1989.

80. Haug S.R. Modulation of dental inflammation by the sympathetic nervous system (Modulação da inflamação dentária pelo sistema nervoso simpático). J Dent Res 85:488-495, 2006.

81. Hirakawa S. New insights into the biology and pathology of the cutaneous lymphatic system (Novos conhecimentos sobre a biologia e a patologia do sistema linfático cutâneo). J Dermatol Sci 35:1-8, 2004.

82. Hodosh M. um dessensibilizador superior nitrato de potássio. J am Dent Asso. 88(4):831- 832, 1974

83. Horuichi H., In Vitro- Observations on Fluid Flow through Human Dentine caused by Pain producing Stimuli. Archs Oral Biol ,Vol 18 ,pp ,275 - 294 ;1973

84. Hildebrand C. Os dentes e os nervos dentários. Prog Neurobiol, 45:165-222, 1995.

85. Ikeda H. Fibras A sensíveis à capsaicina na polpa dentária de gatos. J Dent Res 76:1341, 1997.

86. Itthagarum A. Auto-contaminação da dentina profunda pelo fluido dentinário. Am J Dent 13:195, 2000.

87. Jacquin M. F. Relações estrutura-função nos cornos dorsais medulares e cervicais do rato. I. Aferências primárias do trigémeo. J Neurophysiol 55:1153-1186, 1986.

88. Jernvall J. Evidence for the role of the enamel knot as a control center in mammalian tooth cusp formation: non-dividing cells express growth stimulating Fgf- 4 gene. Int J Dev Biol 38:463-469, 1994.

89. John S. Avaliação comparativa do efeito dessensibilizante do Bioflouride 12 e do nitrato de potássio a 10% no tratamento da sensibilidade dentinária cervical: um estudo clínico. JIDA Vol

72,abril 2001

90. Johnson R. H. Zucgar-Nain B.J. Koval J.J. A eficácia de uma escova de dentes ionizante no controlo da hipersensibilidade dentinária. J periodontal 5897):470- 474,1982

91. Kanapka J. A. Dentifrices de venda livre no tratamento da hipersensibilidade dentária. Dental Clinics of North America Vol 34,No 3,julho 1990

92. Kettunen P. Coordination of trigeminal axon navigation and patterning with tooth organ formation: epithelialmesenchymal interactions, and epithelial Wnt4 and Tgfbeta1 regulate semaphorin 3a expression in the dental mesenchyme. Desenvolvimento 132:323-334, 2005.

93. Kim S. Measurement of blood flow in the dental pulp of dogs with the 133xenon washout method. Arch Oral Biol 28:501, 1983.

94. Kim S. Dentes hipersensíveis: Dessensibilização dos nervos sensoriais pulpares. J endodon 12(12) :482-485, 1986

95. Kishore A., Kumar K. Eficácia dos agentes dessensibilizantes. Jornal de Endodontia, Vol 28 No1, janeiro de 2002

96. Kinney J. H. The mechanical properties of human dentin: a critical review and reevaluation of the dental literature. Crit Rev Oral Biol Med 14:13, 2003.

97. Kleinnberg I. Métodos de medição da hipersensibilidade dentária. Dental Clinics of North America Vol 34,No 3,julho 1990

98. Klienberg I. ,hipersensibilidade dentinária Parte II: tratamento da dentina sensível Comp Cont Educ Dent6(4): 280-284, 1986

99. Kramer I. R. H. A distribuição dos vasos sanguíneos na polpa dentária humana. Em Finn SB, editor: Biology of the dental pulp Organ, Birmingham, 1968, University of Alabama Press, p 361.

100. Lamotte R. Comparison of responses of warm and nociceptive C-fiber aferents in monkey with human judgements of thermal pain. J Neurophysiol 41:509, 1978.

101. Lechner J. H. A presença de grandes quantidades de colagénio de tipo III na polpa dentária bovina e o seu significado em relação ao mecanismo da dentinogénese. Arch Oral Biol 26:265-273, 1981.

102. LeBars D. Aspectos do processamento sensorial através de neurónios convergentes. Em Yaksh TL, editor: Spinal aferent processing, Nova Iorque, 1986, Plenum Press.

103. Linde A. Dentinogénese. Crit Rev Oral Biol Med 4:679-728, 1993.

104. Linde A. Dentinogénese. Crit Rev Oral Biol Med 4:679-728, 1993.

105. Lussi A. Erosão dentária - diagnóstico e prevenção em crianças e adultos. International Dental Journal 2007,57 ; 385-398

106. lukomsky E. H. Fluorine therapy for exposed dentin and alveolar atrophy, J Dent Res. 20:649, 1941

107. Loeser J. D. O protocolo de Quioto da terminologia básica da dor da IASP. Pain 137:473477, 2008.

108. Mangkornkarn C. Glicosaminoglicanos in vivo e in vitro da polpa dentária humana. J Endod 18:327-331, 1992. (51) Laurent TC, et al: The catabolic fate of hyaluronic acid (O destino catabólico do ácido hialurónico). Connect Tissue Res 15:33-41, 1986.

109. Markowitz K. Hypersensitive Teeth (Estudos Experimentais de Agentes Sensibilizadores Dentinários). Dental Clinics of North America Vol 34,No 3,julho 1990

110. Matthews B. Biologia da polpa dentária com especial referência à sua vasculatura e inervação. Desgaste e Sensibilidade dos Dentes. Avanços Clínicos em Dentisteria Restauradora

111. Matthews B. Interações entre mecanismos neurais e hidrodinâmicos na dentina e na polpa. Arch Oral Biol 39(suppl 1):87S, 1994.

112. Marion D. Estudo microscópico eletrónico de varrimento dos odontoblastos e da dentina circunferencial num dente humano. Oral Surg Oral Med Oral Pathol 72:473, 1991.

113. McGrath P. A. Sensações de não dor e dor evocadas pela estimulação da polpa dentária. Pain 15:377-388, 1983.

114. McGrath P. A. Sensações de não dor e dor evocadas pela estimulação da polpa dentária. Pain 15:377-388, 1983.

115. Michelich V. Permeabilidade da dentina: uma comparação entre os raios tubulares funcionais e anatómicos. J Dent Res 57:1019, 1978.

116. Mjor. I. A. Pulp Dentine Biology in Restorative Dentistry Part 5: Clinical Management and Tissue changes associated with wear and trauma. Quintessence International 2001 ,32 ;771 -788

117. Mumford J. M., Newton A. V. Transdução de pressão hidrostática para potencial elétrico em dentina humana. J.D.R.Vol 48 ;No 2 ;1969

118. Mumford J. M., Electrolytic Action in the Mouth and its Relationship to Pain (Ação electrolítica na boca e sua relação com a dor). J.D.R.Vol 36 ,No 4; 1957

119. Muerman J. H. Interação entre erosão, atrito e abrasão no desgaste dentário e possíveis abordagens de prevenção. Desgaste dentário e sensibilidade. Avanços Clínicos em Dentisteria de

Restauração

120. Mount G. J. Hume W.R Abfracção, preservação e restauração da estrutura dentária

121. Meyer M. W. Blood flow in the dental pulp of dogs determined by hydrogen polarography and radioactive microsphere methods. Arch Oral Biol 24:601, 1979.

122. Nakamura O. Estudos imunohistoquímicos com um anticorpo monoclonal sobre a distribuição da fosforina na pré-dentina e na dentina. Calcif Tissue Int 37:491-500, 1985.

123. Narhi M. Responses of pulpal nociceptors to tissue injury and inflammation (Respostas dos nociceptores pulpares à lesão e inflamação dos tecidos). Desgaste e Sensibilidade dos Dentes. Avanços Clínicos em Dentisteria Restauradora

124. Narhi M. A Neurofisiologia dos Dentes. Dental Clinics of North America Vol 34,No 3,julho 1990

125. Narhi M. Estimulação eléctrica dos dentes com um aparelho de teste pulpar no gato. Scand J Dent Res 87:32, 1979

126. Nahri M. A neurofisiologia dos dentes. Dent Clin North Am 34:439, 1990.

127. Naylor M. N. um simulador de dentes termoelétrico. Br. Dent J 110(7):228-230, 1961

128. Newman C. Periodontologia Clínica

129. Orchardson R. Strategies for the management of Dentine Hypersensitivity (Estratégias para a gestão da hipersensibilidade dentinária). Desgaste e Sensibilidade dos Dentes. Avanços Clínicos em Dentisteria Restauradora

130. Pashley D. H. Dentin permeability and dentin sensitivity (permeabilidade da dentina e sensibilidade da dentina). Proc Finn Dent Soc 88(suppl 1):31, 1992.

131. Pashley D. H. Condições e doenças da dentina. Em Lazzari G, editor: CRC handbook of experimental dentistry, Boca Raton, FL, 1983, CRC Press, p 97.

132. Pashley D.H. Dinâmica do complexo pulpodentina. Crit Rev Oral Biol Med 7:104, 1996.

133. Pashley D. Potential Treatment Modalities for Dentine Hypersensitivity :In Office Products Tooth Wear and Sensitivity Clinical Advances in Restorative Dentistry

134. Pashley D. Mechanisms of Dentine Sensitivity (Mecanismos de Sensibilidade da Dentina). Dental Clinics of North America Vol 34 No 3, julho de 1990

135. Pashley D. Structure and functions of the dentine and pulp complex (Estrutura e funções do complexo dentina-polpa). Pathways of the Pulp, 9ª Edição. Stephen Cohen

136. Pashley D. Effects of Desensitising Dentrifices in Vitro. Jornal de Periodontologia, Vol 55;1984

137. Pamir T. Avaliação clínica de três agentes dessensibilizantes no alívio da hipersensibilidade dentinária. Operatine Dentistry .2007 32-6 ,544 - 548

138. Pissiotis E. Dentin permeability to bacterial proteins in vitro (permeabilidade da dentina às proteínas bacterianas in vitro). J Endod 20:118, 1994.

139. Pawlowska J. O cloreto de estrôncio e a sua importância na medicina dentária e na profilaxia. Czas, Stomatol 9(7)-353-361, 1956

140. Prinz Z. H. dental materia media and therapeutics, 3rd ed, St. Louis Cv Mosby, 1913

141. Rosenthal M. W. Revisão histórica do tratamento da hipersensibilidade dentária. Dental Clinics of North America Vol 34,No 3,julho 1990

142. Roberts-Clark D. Factores de crescimento angiogénico na matriz da dentina humana. Arch Oral Biol 42:1013, 2000.

143. Sakurai K. Co-aumento das fibras nervosas e das células dendríticas com expressão HLA-DR e/ou fator XIIIa nas regiões afectadas por cáries dentárias da polpa dentária humana: um estudo imunohistoquímico. J Dent Res 78:1596, 1999.

144. Sakurai K. Co-aumento das fibras nervosas e das células dendríticas com expressão HLA-DR e/ou fator XIIIa nas regiões afectadas por cáries dentárias da polpa dentária humana: um estudo imunohistoquímico. J Dent Res 78:1596, 1999.

145. Scheidt M. J. Oclusão dos túbulos dentinários e hipersensibilidade radicular. J.Periodontol,62:421-428;1991

146. Sena F. J. Dentinal Permeability in Assessing Therapeutic Agents (Permeabilidade Dentinária na Avaliação de Agentes Terapêuticos). Dental Clinics of North America ,Vol 34, No3 ;julho 1990

147. Shuinn B. Estudo in vitro da oclusão dos túbulos dentinários com Sol - Gel DP - Bioglass para o tratamento da hipersensibilidade da dentina Dential Materials Journal 26 (1) : 52 - 61 ,2007

148. Sikri V. K. Lesão cervical não cariosa . Livro de Texto de Dentisteria Operatória

149. Smith B. A. ash M. M. um estudo sobre o dentífrico dessensibilizante e a hipersensibilidade cervical. J Periodontol 35(3):222-231, 1964

150. Stanley H. R. A taxa de formação de dentina terciária (reparadora) no dente humano. Cirurgia Oral 21:180, 1966

151. Swift E. J. Causas, Prevenção e Tratamento da Hipersensibilidade Dentinária. Compêndio de

fevereiro de 2004 Vol 25,No 2

152. Trowbridge H. O. Patogénese da pulpite resultante de cáries dentárias. J Endod 7:52, 1981.

153. Tagami J. Effect of aging and caries on dentin permeability (Efeito do envelhecimento e da cárie na permeabilidade da dentina). Proc Finn Dent Soc 88(suppl 1):149, 199

154. Takahashi K. Um estudo ao microscópio eletrónico de varrimento dos vasos sanguíneos da polpa de cão utilizando moldes de resina de corrosão. J Endodon 8:131, 1982.

155. Trowbridge H. O. A Review of Current Approaches to in Office Management of Tooth Hypersensitivity (Uma Revisão das Abordagens Actuais para a Gestão em Consultório da Hipersensibilidade Dentária). Dental Clinics of North America Vol 34,No 3,julho 1990

156. Torebjork H. Pain, hyperalgesia and activity in nociceptive C units in humans after intradermal injection of capsaicin. J Physiol 448:749, 1992.

157. Uchida A. Avaliação clínica controlada de um cloreto de estrôncio a 10% no tratamento da hipersensibilidade da dentina após cirurgia periodontal. Jornal de Periodontologia, outubro de 1980

158. Walavalkar N. The Effects of Commercially available Desensitizing Mouth Rinse (Senquel - AD) on the patency of dentinal tubules and Dentinal Hypersensitivity - A SEM Study. O Jornal da Sociedade Indiana de Periodontologia, Vol 5: Edição 1 ,2000 - 2001

159. West N. X. O paciente com Hipersensibilidade Dentinária - um pacote de gestão total. International Dental Journal 2007 , 57 ;411-419

160. Wei S.H. Lainson P.A. evaluation of dentifrices for the relief of hypersensitive tooth surfaces. Dent Sci Res 1:67-73, 1980

161. Weinberger B. W. An introduction to the history of dentistry, St. Louis. CV Mosby, 1948

162. White J. D. Um ensaio sobre a sensibilidade da dentina e o seu tratamento. Am J Dent Sci 6:578-583,1856

163. Winter H. F. Potencial de Transmembrana dos Odontoblastos. J Dent Res março - abril 1963

164. Williams M. Estudos com a próxima geração de produtos caseiros para a Hipersensibilidade Dentinária. Desgaste e Sensibilidade Dentária. Avanços Clínicos em Dentisteria Restauradora

165. Yu C. Y. Uma comparação in vivo e in vitro dos efeitos dos mediadores vasoactivos nos vasos sanguíneos pulpares em incisivos de ratos. Arch Oral Biol 47:723-732, 2002.

166. Yu C. Y. Uma comparação in vivo e in vitro dos efeitos dos mediadores vasoactivos nos vasos sanguíneos pulpares em incisivos de ratos. Arch Oral Biol 47:723-732, 2002.

167. Zero D. Etiologia da Erosão do Esmalte; Factores Intrínsecos e Extrínsecos. Desgaste e sensibilidade dentária. Avanços clínicos em Dentisteria Restauradora

168. Zinner D. Lutz. H.J. um novo dentifrício dessensibilizante, relatório preliminar. J am Dent Asso. 95:982-985, 1977

169. Zhang J. A existência de células dendríticas intersticiais CD11c+ sentinela e F4/80+ na polpa dentária e a sua dinâmica e propriedades funcionais. Int Immunol 18:13751384, 2006.

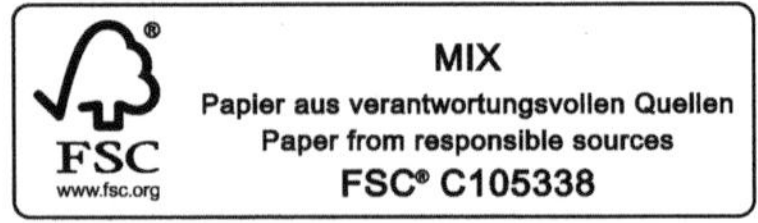


Printed by Books on Demand GmbH, Norderstedt / Germany